JN141187

良医が語る医療現場のいま

Japan medical research association
日本の医療を研究する会

求龍堂

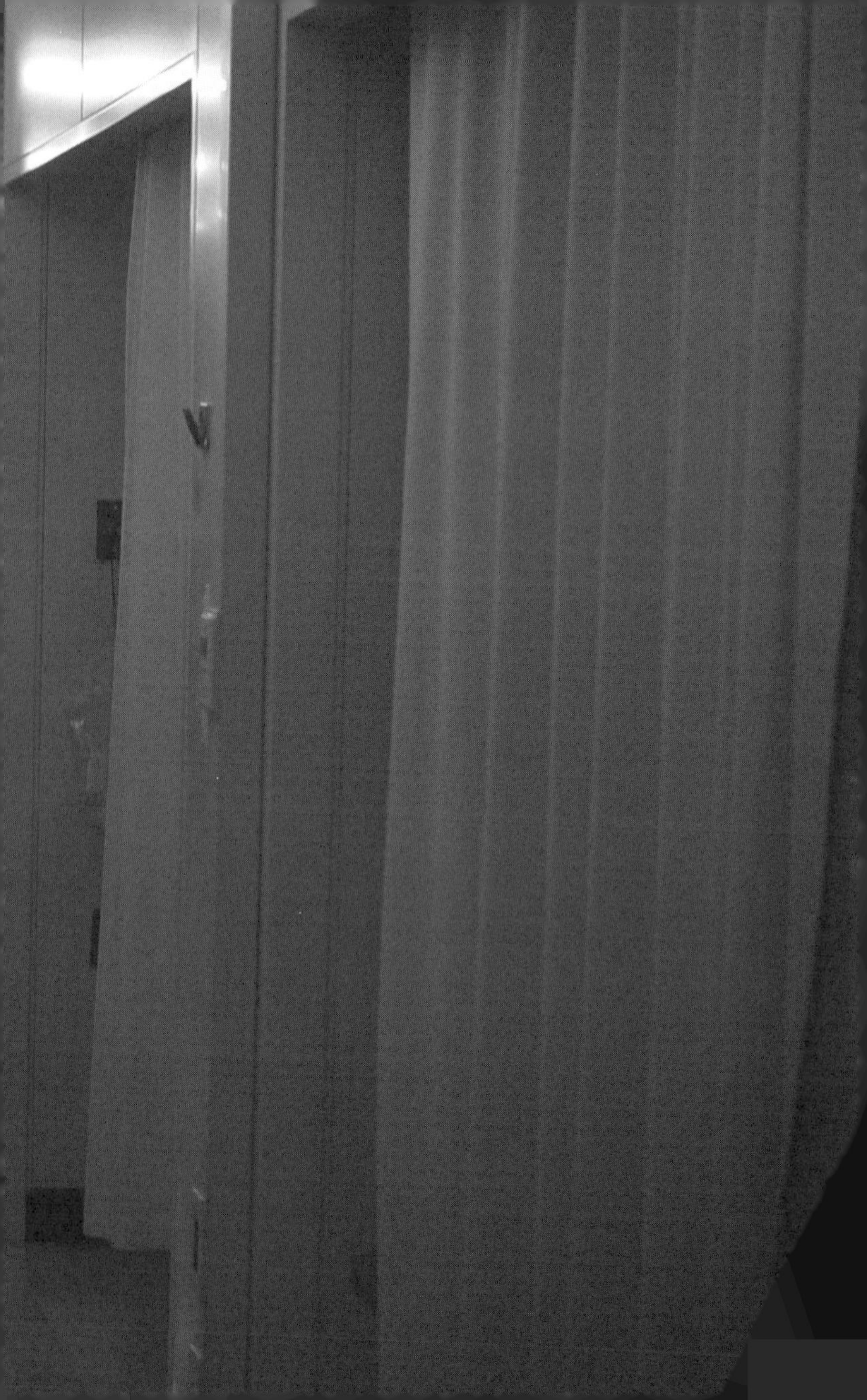

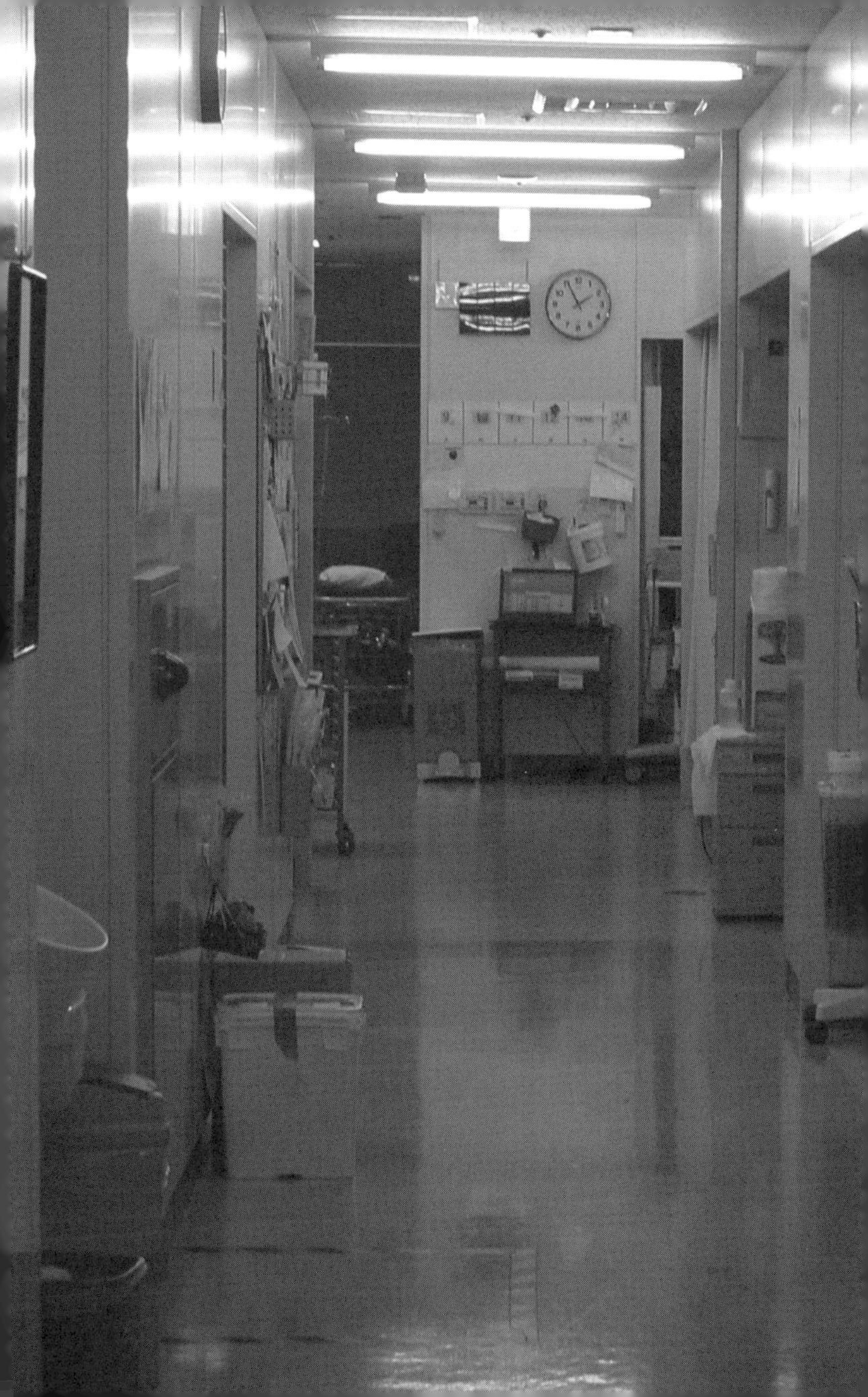

目次

良医が語る医療現場のいま

あなたは病気になったら、まずはどうしますか？ …… 6

第1章

良医たちの取り組み …… 27

南淵明宏
昭和大学横浜市北部病院　循環器センター教授 …… 28

村上雅彦
昭和大学病院　副院長　消化器・一般外科教授 …… 56

大圃研
ＮＴＴ東日本関東病院　内視鏡部部長 …… 74

赤石誠
東海大学医学部付属東京病院　循環器内科教授 …… 96

池田宣聖
医療法人社団メディカルクラブ大興和理事長
クリニック池田　院長
…… 116

第2章

医療業界への支援 …… 137

対談
菅沼勇基（横濱コーポレーション株式会社代表取締役）
×
川田諭（一般社団法人日本の医療を研究する会代表理事）

あとがき …… 154

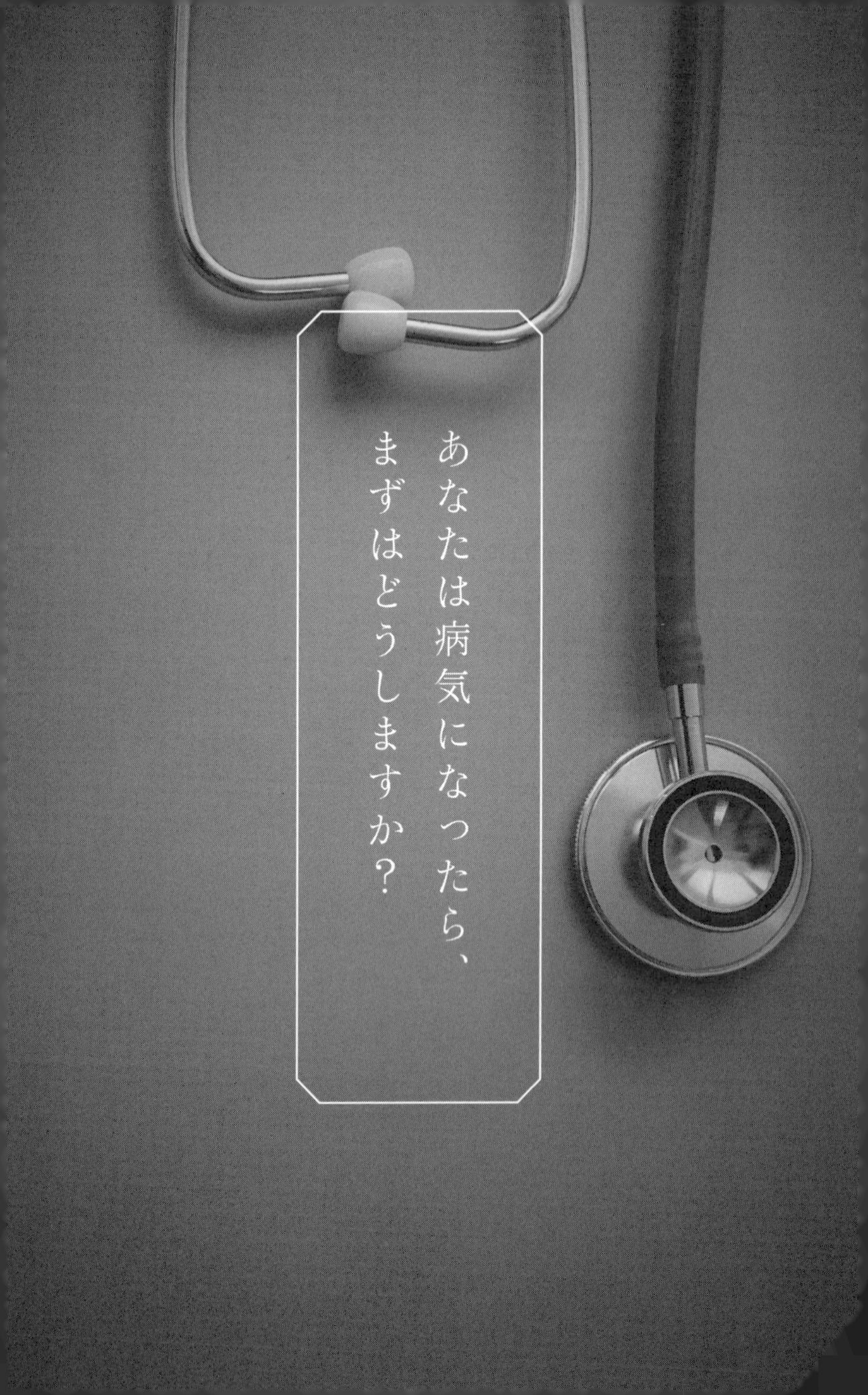
あなたは病気になったら、
まずはどうしますか？

何気なく日常を過ごしていて、おかしいな？と感じて病院に行ったけれど、診断がついて治療を開始するまでに数か月待たされて不安に……。

【事例】Sさんの場合

2月中旬、左脇にシコリがあるのを自覚。3月初旬、以前行ったことのあるクリニックに相談し、大きな総合病院で診てもらえるよう紹介状を書いてもらう。3月中旬、総合病院にかかり、検査から診断までに1か月かかったうえに、2回目採取の検査により別な診断が下される。大きな総合病院への不信感から「日本の医療を研究する会」に相談。

患者の不安を解消するには……？

「ちょっと風邪気味の状態が続くなぁ」――。

そう思ったら、皆さんはどうしますか？　おそらく多くの人が、自分の「かかりつけ医」に診てもらおうとするのではないでしょうか。

かかりつけ医とは、簡単にいうと、日常的な診療や健康管理などを行ってくれる身近なお医者さんのこと。多くは、自分が住む地域のクリニックが、その役割を担っています。それゆえ「ちょっと行ってくる」といった具合に気軽にかかりつけ医に診てもらえます。


では、胃に激痛が走る、心臓の動悸がひどいなど、これまでに経験したことのない状態に陥った場合は、どうでしょうか。このケースでは、かかりつけ医を飛ばして、いきなり大学病院をはじめとした大きな病院に行こうとする人が多いのです。

厚生労働省保険局の調査では、初診の患者のうち、紹介状なしで、いきなり大きな病院（病床規模が500床以上の病院）で診てもらおうとする患者数は、15年10月で42・6％、16年4月で39・8％、16年10月で39・7％となっています。

この数字が、少しずつ減ってきているのは、16年度から、紹介状なしで大きな病院を受診する場合、その患者に5000円以上の定額負担が強いられるようになったからです。

しかしそれでも、その減少幅は小さく、この国の取り組みが成功を収めているとは言い切れません。決して安くはない費用を払ってでも大きな病院に行こうとする人は、想像以上に多いのです。

一方、冒頭で、ちょっとした風邪の場合は、身近なかかりつけ医に診てもらう人が多いと触れましたが、肝心のかかりつけ医がいない場合は、大きな病院に直接駆け込むケースも少なくありません。

日医総研調査(2017年)によると、かかりつけ医のいる人は、40歳代で43・9%、50歳代で54・4%、60歳代で66・4%、70歳以上で81・6%となっています。平均で55・9%であり、この調査からは、半数近くの国民が、身近なお医者さんがいないことがわかります。彼らの多くは、かかりつけ医の存在を知らないかもしれません。ちょっとした風邪でも、いきなり大きな病院に行っている可能性は高いといえます。

なぜ、いきなり大きな病院に行くのか――。

その大きな理由として「大きな病院であれば安心で安全だ」という、日本人の〝大病院志向〟が強い面が挙げられます。

日本の医療制度の特徴は、「国民皆保険」と「フリーアクセス」にあります。このうち、「国民皆保険」とは、全国民が医療保険に加入している仕組みのこと。「フリーアクセス」とは、国民が自分の判断で自由に医療機関を選べる仕組みをいいます。

この2つの仕組みにより、私たちは、かかりつけ医でも、大学病院といった大きな病院でも、自由に選ぶことができ、同じ自己負担額で医療を受けることができます。それゆえ多くの人は、5000円を上積みしてでも大きな病院を選ぶのです。

その結果、どのようなことが起ごっているのでしょうか。

皆さんは、あるいは家族の付き添いで、大きな病院に行き、そこで多くの時間、待たされた経験はありませんか。そうなのです。今の大きな病院では、長い待ち時間が大きな問題になっているのです。

しかしながら、「いくら待っても、適切な治療が受けられるならば我慢する」という人もいるかもしれません。

では、紹介状なしで大きな病院に足を向ける人が増えることが、日本の医療体制の崩壊をもたらすと聞いたら、どうでしょうか。そして、この崩壊が、皆さんやご家族の適切な治療を妨げることにつながっているとしたら……。

じつは今の日本の医療体制は、相当な危機的な状況に陥っているのです。

日本の医療制度の崩壊が急速に進んでいる

大きな病院の象徴ともいえる大学病院では、実際に、患者はどのくらいの待ち時間を強いられているのでしょうか。「受療行動調査」(厚生労働省)によると、大きな病院(病床規模が500床以上の病院)では、初診の場合で外来患者のうち、待ち時間が「30分以上」は55・2%。「1時間以上」は39・4%となっています。

なぜ、ここまで待ち時間が長いのでしょうか。それは病院のオペレーションが滞っている状況が起きているからといえます。一人の医師のキャパシティを超える患者が集まってしまい、抱えきれない状況に陥っているのです。

だったら断ればいいじゃないか、という声も聞こえてきそうですが、医師法には「正当な事由がない限り、医師は患者の診断の要請を断ってはいけない」という規定があります。そのため、医師は患者を何時間も待たせてでも、診断せざるを得ないのです。

その結果、何が起こっているのかといえば、大きな病院の代表格といえる大学病院では、本来診るべき患者を診ることができなくなっているなど、さまざまな弊害が生まれています。

大学病院の役割は「臨床」「研究」「教育」の3つが大きな柱になっています。このうち「臨床」とは、患者さんに対して、最新の設備と治療法を駆使して治療を行っていくというもの。「研究」とは、新たな治療法の発見や確立を目指すというもの。そして「教育」とは、医師としてのあり方や、治療法などを大学院生や若い医師に教えていくというものです。

このことからわかるのは、大学病院は、研究機関と教育機関と臨床の役割を担っているということです。本来の役割は、高度な医療を必要とする患者や危篤状態の患者などの治療にあたり、その命を救うと同時に、その治療法を確立させていき、日本の医学のベースを作っていくことといえます。

しかしながら、10ページで触れた「国民皆保険」と「フリーアクセス」という日本の医療制度の特徴によって、多くの人が「これまでにない胃の痛さ」など、自分の健康に大きな不安を抱くと、いきなり大学病院に向かいます。その結果、救急車などで運ばれてくる患者を断らざるを得ない事態は、実際に起こっているのです。あるいは、無理に受け入れて、医師が疲弊していくケースもあります。


こうした事態の改善を図るために、国でもさまざまな施策を行っています。その大きな柱が、国による医療機関の外来機能の分化推進です。

簡単にいえば、まずはかかりつけ医の診断を受けて、その結果、専門的な治療が必要だと判断した場合、大学病院などで、精密検査を行ったり、手術を行ったりしていこうというものです。

そうすれば、かかりつけ医で対処できる病気について、わざわざ大きな病院で診断をする必要がなくなります。結果として、大学病院では、本来診るべき患者を診ることができるようになります。あるいは、研究や教育に力を注ぐこともできるようになります。医師の疲弊も抑えることができるでしょう。

そのために実施しているのが、8ページでも紹介した、かかりつけ医などからの紹介状なしに、大きな病院に来院した場合に、初診料とは別に特別料金を徴収する仕組みです。まず平成8年4月の健康保険料の改正で、200床以上の病院に直接来院した場合に実施。厚生労働省の調べによると、平成27年4月現在で、約1000施設で、この特別料金の徴収を実施しており、その平均額は約2300円でした。

さらに平成28年4月からは、500床以上の大きな病院については、この特別料金の徴収が義務化され、その額は5000円以上と定められました。さらに平成30年4月からは、400床以上の病院と改められます。

しかし、いくら国が医療機関の機能分化を目指しても、患者の多くは「少しぐらい高くても、大学病院で診てもらいたい」という気持ちが強く、国の思惑通りにはコトは進んでいません。

こうした〝大病院志向〟は、大きな病院で治療をした後でも顕著です。例えば、術後、順調に回復期に入った場合、その後の回復支援やリハビリは、中小の病院やクリニックに委ねるのが理想的です。これを「逆紹介」といって、国による医療機関の機能分化の取り組みのひとつでもあります。

しかし、この逆紹介を嫌がる患者も多いのです。「最後まで、大きな病院で面倒をみてほしい」というわけです。「国民皆保険」と「フリーアクセス」という仕組みがある以上、大きな病院で診てもらう権利が、国民にはあります。そのため「逆紹介」のシステムも、うまくは進んでいません。

では、いきなり大学病院に行ったら、はたして適切な診断は下されるのでしょうか。

大学病院に患者が殺到することで、患者の待ち時間が長くなりますが、それと同時に、医師は、患者一人にかけられる時間が制限されます。前述の「受療行動調査」によると、外来患者の診察時間は、「3分未満」が16・3％、「3分〜10分未満」が51・8％となっています。よく日本の大病院は「3時間待ちの3分診療」などと揶揄されますが、その惹句は決して間違いではないことがわかります。

患者への診断時間が短いことで、何が起こっているのか。

かかりつけ医で診断を受け、もっと高度な検査や専門的な治療が必要だと判断された場合は、診断を下した医師が、大学病院などに宛てて紹介状を書きますが、この紹介状は、何もあいさつ文が書かれているわけではありません。「診療情報提供書」というのが正式名称で、症状・診断・治療など、現在までの診療の総括と紹介の目的などが書かれています。心電図記録、画像フィルムなどがあれば、それも添えられます。紹介を受けた大学病院の医師は、患者の状況が詳しくつかめるため、診断時間が短くても、適切な判断を下しやすくなります。

一方、紹介状がない場合は、大学病院側では、まったくのゼロから診断をするため、短い診断時間では、適切な診断を下すことができない可能性も出てきます。

こうしてみていくと、いきなり大きな病院に行くことは、決して正しい選択とは言い切れないことがわかるのではないでしょうか。

今後、日本は少子高齢化社会を迎えることが必至で、その高齢化率（65歳以上）は、2013年には25・1％で4人に1人を上回り、50年後の2060年には39・9％に達すると見込まれています。病院に行く機会は、当然、高齢者のほうが多いなかで、患者の〝大病院志向〟が続けば、日本の医療制度の崩壊は、はっきり現実味を帯びてきます。

では、どうしたら患者の〝大病院志向〟をなくすことができるのか。それこそが「日本の医療を研究する会」が目指している取り組みなのです。

「日本の医療を研究する会」が目指しているもの

今、国が力を注いでいる医療機関の外来機能の分化推進。そこで目指しているのは、次のような患者の行動パターンです。

川崎市に住むAさんは、咳がまったく止まらずに、自分の健康に大きな不安を抱きます。

そこで、高血圧の治療などで普段から通っている地元のクリニックに行きます。Aさんのかかりつけ医が血液検査やレントゲン撮影を行った結果、もっと高度な精密検査が必要だと判断。大学病院の医師宛てに紹介状を書き、Aさんはその大学病院で詳しい検査を受けることになります。そして大学病院では、その紹介状に書かれた内容をもとに、スムーズに適切な治療を行い、Aさんは健康を回復することになりました――。

一方、かかりつけ医に行かずに、いきなり大学病院に行った場合、Aさんに関する病歴などの情報がまったくない状態で診てもらうことになります。しかも診療時間はたったの3分程度。これでは正しい診断が下されない可能性もあります。

もうひとつ例を見てみましょう。

杉並区に住むBさんは、これまでにない高熱に悩まされ、地元のかかりつけ医のもとを訪ねます。結果はインフルエンザ。その場で、タミフルを処方され、Bさんは帰宅の途につきました――。

もしBさんが、いきなり大学病院に行った場合、病院に行くまでの時間や、3時間という待ち時間で、体調は悪化の一途をたどることでしょう。しかも、その治療法は、町のクリニックでも大学病院でも変わらず、タミフルを処方するだけです。

こうしてみていくと、まずはかかりつけ医に行ったほうが、患者にとってのメリットは多そうに見えますが、しかし現実は、いきなり大きな病院に行く人が少なくないわけです。日本人の〝大病院志向〟が強い理由として、10ページで「大きな病院であれば安心だ」という心理が働くためだと触れましたが、裏を返せば、クリニックに対して、今ひとつ信頼感を抱けないという心理も浮かび上がります。

皆さんは、かかりつけ医の役割は何かわかりますか？ 答えは、適切な診断をすることです。もちろん治療についても、できる範囲内で行うことは求められますが、手術室やベッドなどがないクリニックでは、現実的に限界もあります。それだけに「早期の胃がんの疑いが強い」といった具合に、まずは病気をしっかり診断し、その症状に応じて大きな病院への橋渡しをするのが、求められている役割といえます。

しかしながら、かかりつけ医の中には、患者が「お腹が痛い」といっても、整腸剤を処方するだけといったケースも少なくありません。その結果、腹痛は治まらず、違う病院で調べた結果、早期の胃がんと診断されることも起こっています。

なぜ、このようなことが起きるのかといえば、内科全般を扱うクリニックであっても、その開業医には、もともとは自分の専門分野があり、それゆえ、どうしても得意不得意が出てしまうからです。

じつは、自分が不得意の分野や検査するための設備がない場合は、大学病院などに送る前に、近隣のほかのクリニックに診断を依頼する〝診診連携〟をすることも大切なのですが、患者さんを手放したくないばかりに、自分で完結しようとする医師もいます。正確な診断をする設備がないのにも関わらず、です。

もちろん、多くの開業医はきちんとした診断をしています。ただ、適切な診断ができない状況もあるため、全体として、町のクリニックの信頼度が低くなっている面は否めません。

その結果、町のクリニックが果たして適切な診断をしてくれるのか疑問を抱き、直接大きな病院に行くという選択肢をとっているのが現状です。

また、かかりつけ医のいない患者にとっては、どのクリニックに行けばよいのかわからず、悩んでしまう側面もあります。例えば、東京都杉並区の内科系診療所の数は306か所(17年10月現在、日本医師会調べ)。どのクリニックの実力が際立っているのか、わからないなか、選ぼうにも選びようがなく、「だったら大学病院に行こう」となるのです。

ここであらためて、なぜかかりつけ医に行かずに、いきなり大きな病院に行こうとするのか、その要因を整理してみます。

「町のクリニックは、その開業医の得意不得意分野がわからないため不安で、その数も多く選びにくい。正確な診断ができない可能性もあるならば、最初から大きな病院で受けたい」――。

こうした気持ちがある以上、いくら国が、紹介状なしで大きな病院で診断を受ける場合、5000円以上の特別料金の徴収を義務化しても、その数が劇的に減ることはありません。国の対策だけでは、日本の医療制度の崩壊を止めることは難しいといえます。

私たち「日本の医療を研究する会」が目指しているのは、こうした患者の不安を取り除く、クリニックの運営支援にあります。そして、2017年8月に開業の支援をしたのが「新横浜ハートクリニック」です。当院は循環器内科、心臓血管外科の診療を中心とした、心臓病専門のクリニックです。

なぜ専門クリニックにしたのかといえば、開業医の得意分野の見える化を図るためです。オールラウンドプレーヤーではなく、心臓病に強い開業医を配置することができ、患者さんは迷うことなく、クリニックを選べるだろうという狙いです。

専門性の高いクリニックであるということは、裏を返せば、健康に大きな不安を持った患者さんが多く来院する率も高まります。それだけに、より正確な診断をする体制を整えなければなりません。それには開業医のスキルはもちろんですが、設備面の充実を図ることも大切です。

かかりつけ医で「大きな病気の疑いがある」と診断され、大きな病院でCTやMRIで精密検査をした結果、何も問題はなかったというケースは少なくありません。こうした場合、結果が出るまでの患者さんのストレスは相当なものです。それだけに医師のスキルアップやクリニック内の設備を整えて、できるだけ正確な診断をくだすことができるようにすることも、大切な取り組みになります。当院には「心臓(冠動脈)CT」などを完備しており、患者さんへの診断は、より具体性を持たせることができます。

例えば、かかりつけ医で「高血圧」だと診断された場合、医師の多くは、降圧薬を処方することだけが大半です。いわば、疾病の原因に対してではなく、「血圧が高い」という症状を軽減するための治療を行っているだけにすぎません。しかし、当クリニックでは「なぜ血圧があがっているのか？　ホルモンなどの異常なのか？」といった具合に、その原因を突き止めることができます。その結果、その患者さんの適正な〝通信簿〟をつくることができます。

専門クリニックを運営する上で、もうひとつ大切になるのが、手術や精密検査などが必要だと判断した際、どの医師につなぐかという点です。言うまでもないことですが、患者さんの健康は、正しい診断はもちろんですが、的確な治療をして初めて取り戻すことができるからです。

患者さんの〝大病院志向〟は、名医と呼ばれる医師に、診断や治療をしてもらいたいという意識が働いていることも、要因のひとつとなっています。

かかりつけ医が精密検査の必要があると判断し、大きな病院の医師宛てに紹介状を書く場合、その医師のスキルよりも、大学の先輩後輩など医師同士のつながりを重視して、相手を選ぶこともあります。

一方、最近の患者は、医師に関する情報を多く入手しています。インターネットなどに、名医と呼ばれる医師のインタビューなども多数載っています。彼らの書籍も発売されています。それだけに、自分で治療を受けたい医師を探し出し、自らその医師のいる病院に行こうとする人も多いのです。

開業医も本心では、スキルの高い医師とつながりをもちたいと思っています。一方、名医と呼ばれる医師の多くも「一人でも多くの患者さんを救いたい」と思っています。そして今日も、全国のクリニックから紹介状が届くのを待っています。あるいは、津々浦々の小規模な病院に自ら出向いて、直接、患者を診断し、自分の病院で治療にあたりたいと思っています。そこで誰かがハブとなり、その仲介役になり、両者をつないでいくことが大切になります。

私たちは、このハブとなるかかりつけ医のクリニックの存在を目指しています。例えば、新横浜ハートクリニックの心臓血管外科では、心拍動下冠状バイパス手術のスペシャリストとして年間200例以上を執刀する昭和大学の心臓外科医・南淵明宏医師のもとに、患者さんをゆっくり診る仕組みを作っています。

名医と呼ばれる医師との密なつながりを作るため、私たちは「逆紹介」の受け入れにも精力的に取り組んでいます。そのため、心臓リハビリテーション専門の理学療法士である徳田雅直により心臓リハビリテーション科を開設し、医師・心臓リハビリテーション指導士のもと、回復支援やリハビリなどを行う体制を整えています。

ここまで述べてきたことが、私たち「日本の医療を研究する会」が目指すクリニックの形であり、それを体現している「新横浜ハートクリニック」の内容ですが、これは日本ではじめてとなる取り組みというわけではなく、通常の仕組みなのです。116ページで紹介する「クリニック池田」(香川県観音寺市)をはじめとしたクリニックでは、すでに稼働し実績を積み上げています。こうした先輩クリニックの手法も学びながら、理想のクリニックを築き上げたいと思っています。例えば、クリニック池田では、自院に隣接して医療モールを作り、それぞれの専門性ベースに患者をシェアしています。私たちは、2018年9月に、消化器と循環器に特化した専門クリニックを東京・新宿で開業しましたが、これはクリニック池田さんの仕組みも参考にした取り組みといえます。

第1章では、現在日本の中で、名医と呼ばれ、私たち「日本の医療を研究する会」に賛同してくださっている医師たちの取り組みを伝えていきます。

日本人の〝大病院志向〟によって今、日本の医療体制の崩壊は確実に進んでいます。それを食い止めるには、よりよい町のクリニックを数多く作り、正しい診断を行うとともに、スキルの高い医師との連携を深め、いつでも患者さんに紹介できる体制を整える――このことに尽きると私たちは考えます。「日本の医療を研究する会」の挑戦は、始まったばかりです。

第1章

良医たちの取り組み

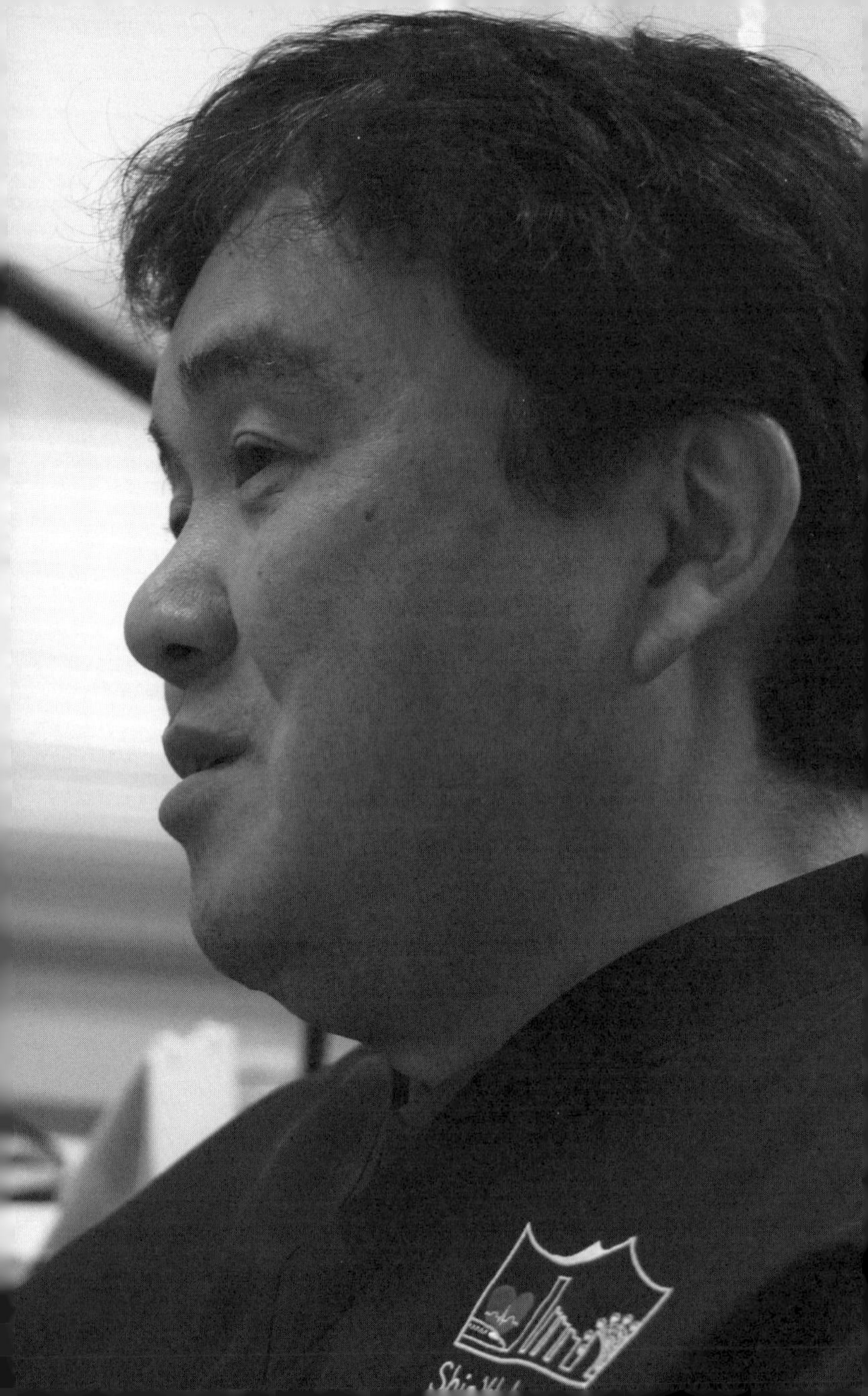

医師 **南淵明宏**
昭和大学横浜市北部病院
循環器センター教授、医学博士

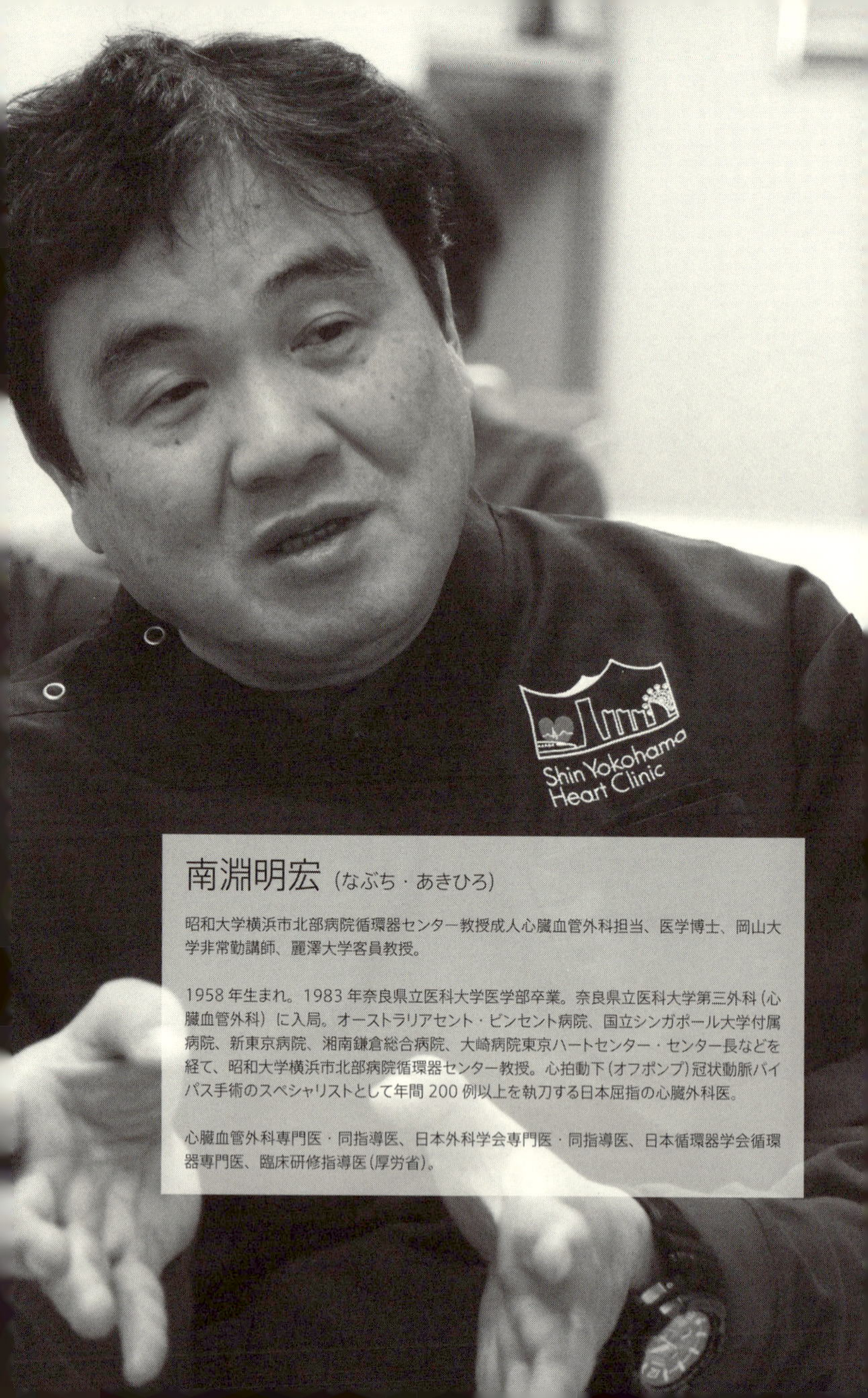

南淵明宏（なぶち・あきひろ）

昭和大学横浜市北部病院循環器センター教授成人心臓血管外科担当、医学博士、岡山大学非常勤講師、麗澤大学客員教授。

1958 年生まれ。1983 年奈良県立医科大学医学部卒業。奈良県立医科大学第三外科（心臓血管外科）に入局。オーストラリアセント・ビンセント病院、国立シンガポール大学付属病院、新東京病院、湘南鎌倉総合病院、大崎病院東京ハートセンター・センター長などを経て、昭和大学横浜市北部病院循環器センター教授。心拍動下（オフポンプ）冠状動脈バイパス手術のスペシャリストとして年間 200 例以上を執刀する日本屈指の心臓外科医。

心臓血管外科専門医・同指導医、日本外科学会専門医・同指導医、日本循環器学会循環器専門医、臨床研修指導医（厚労省）。

心臓は筋肉（心筋）からできていて、その筋肉が縮んだり広がったりする動きによって、全身に血液を送るポンプの役割を果たしている。その一方で、心臓自身も、筋肉を動かすために血液を必要とする。その心臓に血液を送っているのが、心臓の表面に張り巡らされている血管──冠状動脈だ。

しかし、この冠状動脈が、さまざまな原因で傷んで来て血液の通過障害を起こすことがある。そうなれば当然、心臓の動きは悪くなり、最悪の場合、心臓は止まる。

この詰まった冠状動脈を治療するには、内科と外科の両方からアプローチする方法がある。前者は、薬物療法や風船療法といった方法だ。そして後者は、冠状動脈バイパス手術である。詰まった血管を迂回するルートを、体のほかの部分の動脈を移植して作り、冠動脈の流れを改善する。

この冠状動脈バイパス手術は、1996年代までは、心臓を停止させ、人工心肺装置（ポンプ）を使いながら行うのが主流だったが、今では、心臓を止めることなく手術する方法、心拍動下冠動脈バイパス手術が主流だ。オフポンプCABGとも言われている。

人工心肺装置は、機械で血液を全身に送るものだが、ある意味、自然の状態とは程遠い。

この種の手術を受ける患者は既に全身に動脈硬化が及んでいる。ある部分で不具合を起こすこともあり得る。脳梗塞や腎障害、腸の壊死だ。オフポンプであれば、人工心肺装置を使用する場合の1000分の1にまでリスクを軽減できるという。

とはいえ、この手術の難易度は高い。拍動している心臓の表面にミリ単位の血管を縫うことが要求されるからだ。

まだ人工心肺装置を使う手術しか存在しなかった時代、一人の医師が、オフポンプによる冠状動脈バイパス手術に挑み、見事に成功を収め、この手術法をメジャーな存在へと導いていった。その人物こそが、昭和大学横浜市北部病院循環器センター教授・南淵明宏医師である。

これまでのオフポンプによる冠状動脈バイパス手術の実績は4000例以上。現在も年間200例を超える患者の心臓手術を行っている。わが国の心臓外科医療を支える人物であり、パイオニアでもあり、かつスペシャリストだ。南淵医師は自らを「手術職人」と呼ぶ。

そんな南淵医師の目は、今の日本の現状を、どう捉えているのか。

すると、南淵医師は予想外の言葉を発した。

「日本には1000人近くの心臓外科医がいます。しかし、僕が『この人だったら任せられる』と思うのは、せいぜい30人くらいです。多くの医師は、心臓外科医を自称しているだけで、まともな手術はできません。それどころか自分の立場や権力を駆使してその現実を世間にひた隠しにしている卑怯な輩が目立ちます。それは医療界に留まらないでしょうね。昨今の財務省の文書ねつ造やセクハラの事実を詭弁や権力でねじ伏せようとする傲慢で卑怯なやり方は、日本の〝権力〟の典型的なやり口です。自分たちの保身のためには世間や個人の立場など一切考えず、恥も外聞もない、弱い個人を踏みにじり、物言わぬ〝善良な〟市民を睥睨してことを処理したつもりでいる。そんな組織人の病理を端的に表しています。大病院には『正義』がありません。ついでに〝誠〟もなければ〝真実〟も打ち消されてします。あるのは〝保身〟と〝弱いものイジメ〟だけなんです」

南淵医師が指摘するように、医者は患者に対して強大な権力を持っている。南淵医師はこんなエピソードを紹介してくれた。

「僕がたくさんの手術をするようになったとき、大学病院で働くある外科医から『南淵先生は、有名になってよいですね。手に職があるからなぁ』って言うんですよ。要するに、日本の大学病院の常識では、外科医の仕事は〝手の職〟ではなく、権力を振りかざして周りに威張るだけの猿芝居、ままごと遊び、つまり〝お医者さんごっこ〟に過ぎないのです。世間一般の人たちはそのことを重々、理解すべきですよ。自分は目の前の無能で無責任な医者のお医者さんごっこに付き合わされているんじゃないか？ってね」

お分かりのように、南淵医師は医師でありながら〝医療不信〟の塊だ。それは高校1年生のときの通院体験から始まっている。保健室の保健の先生に蓄膿症と診断された。午前中の授業を休ませてもらって延々バスに乗り、立川の大きな病院に行くと、その医師達のあまりに下劣な振る舞いに度肝を抜かれた。

「最初の医師は、僕とまったく会話をしようとしなかった。何も言わないんです。別の日の診断では、他の医師が担当となり『手術だよ、こりゃ。蓄膿の手術をすると成績が下がるって言うから可哀想だね！』と言われた。1週間、手術だと思って不安で落ち込んでいたら、その翌週の診断では、また別の医師が出てきて『こんなの手術なんて必要ないよ！　バカ！薬で治る！』です。患者を平気でバカ呼ばわりして叱りつける。腹が立つ前に、とにかく驚きました」

このとき南淵少年は「こんな田舎のチンピラ以下のレベルのあんちゃん達でも医者が務まるのか、ボロい商売だな」と思った。それとともに「であれば、自分も医者になり、高みを目指そう。簡単そうだ！」と思った。

「医者ってセーフティネットがあって、医師免許さえあれば、何かしらの仕事はあるんですよ。食えなくなることはまずない。そんな状況であれば、失敗を恐れる必要はないわけで、自分はあえて高く難しいところに挑戦をして、自分で道を究めていこう、高い山に登ろうと思いました」

だからこそ、一人前になるのが一番難しいといわれる心臓外科医を志した。心臓という臓器は、人間の〝要〟となる部分だ。手術でミスをすれば、それは直接死につながる。そこに大きなやりがいを感じた。

●大学病院の医局にいたら、心臓外科医にはなれないと気付く

奈良県立医科大学医学部を卒業後、大学病院の医局に入って心臓外科医を目指そうと考

えた南淵医師だったが、ここにいる限り、スペシャリストにはなれないことにすぐに気付かされることになる。手術はすべて教授一人が行い、助教授でさえ、執刀の機会がほとんど与えられていなかったからだ。「手術したかったら論文を書いて偉くなれ。教授になったら手術はなんぼでもできる!」、これが当時の教授の口癖だった。

当時の大学病院は、患者は治療を受けるのではなく、教授という権威者の威光を誇示するための儀式の道具として、自らの心臓を提供する生け贄、の構図と感じた。手術はまるで古代社会の生け贄の儀式なのだ。新米の研修医のすることは、週に1回、受け持ち患者の手術に立ち会うだけ。一日中、心臓を遠くの方に見つめながら突っ立っているだけ。心臓に接する機会は皆無だ。これでどうやったら、本物の心臓外科医になれるんだろう?

「とにかくここは全くの別の職種の集団だ。なんとかしないと」

医局で2年過ごすと、南淵医師は、思い切った行動に出る。医局を出て、国立循環器病研究センターの研修医になる決心をしたのだ。教授は猛反対したが、南淵は自分でチャンスを掴む道を選んだ。

しかし、国立循環器病研究センターでも、事態はあまり好転しなかった。研修医になって2年が経過しても、手術室に入れるのは、せいぜい週2回。しかも手術中は何をするわけでもなく、隅のほうに突っ立っているだけだった。

「当時の研修医の制度は、医師のスキルを高めるためのものではないんです。『何ができるか』をチェックしていくのではなくて、肩書のある人間が自分の優位さを誇示するため下層の人間を怒鳴りつけ踏みつける。そのための材料、いや、サンドバッグとして研修医は存在していたのです。患者は実験動物なみの存在です。当時の医師社会はどこもそんなカルト集団に思えました。どいつもこいつもチョーど下手くそ。それで偉そうに外科医を名乗っていたわけです」

●本物の心臓外科医になるため、海外で修業を積むことを決意

自分はどうしたらいいのか。焦りを感じながら、目下の状況を打破すべく、その一手を探っていた南淵医師に「海外の病院」というキーワードが飛び込んできた。当時、国立循環器病研究センターには、南淵医師のように「このままではダメだ」と野望を抱く研修医もいた。彼らの中には、海外に飛び出していった者もいた。

「海外の病院では、5人の外科医で、年間1500例を超える手術を行っているケースも少なくないことを知ったんです。国立循環器病研究センターでは、約40人のスタッフで年間600例。その差に唖然としました。研究発表や論文数では太刀打ちできても、実技では全然かなわない。それでは外科医としては失格です。海外に行き、そこで心臓外科医の技術を学ぶべきではないかという気持ちが芽生えました」

あるとき、千葉県の病院の心臓外科を見学する機会を得た南淵医師は、そこで大学病院の派閥からスピンアウトし、アメリカで実績を積んだ外山雅章医師に面会を求めた。彼は大学を卒業して都内の某有名病院で研修していた時の話をしてくれた。

「手術を見学していると、執刀医の反対側で助手をしている先輩医師がいて、『卒業して何年目ですか?』と尋ねたら15年目だと言う。こりゃダメだ。15年たっても手術室では突っ立っているだけじゃないか。こんなところにいたんじゃ人生棒に振る」

そして単身渡米したそうだ。その頃彼の下では、一番弟子としてあの天野篤医師がマンツーマンで外山氏の濃密な指導を受けていた。南淵医師は大変にうらやましく思った。自分の正直な気持ちを吐露した。「プロの心臓外科医になりたい。どうしたらいいのか」と——。

するとと外山医師は、こう言った。

「志があっても、現場がなくてはどうしようもない。やはり海外で現場を経験すべきだ」

南淵医師の中で、決意が固まった瞬間だった。では、どのようなアクションを取ればいいのか。

「ニュージーランドで武者修行をしている佐野俊二医師という存在を知り、アドバイスを求める手紙を出したんです。そうしたら『病院に自分で直接交渉せよ。日本の〝エライセンセイ〟の紹介状なんてぜんぜん無意味です』という返事が来たんです」

その言葉を受け、南淵医師は世界中にアプローチし、ついにオーストラリアのセント・ビンセント病院で職を得ることとなった。心臓外科医のプロになるための濃密な日々が、こうして始まった。

現地では当時、2つの手術室で年間1500件の心臓外科手術を行っていた。日本では当時、最大でも年間600件程度だ。日本を1歩出ればひとつの病院で1000件2000件は当たり前！という具合だった。だが残念なことに、今でもこの傾向は変わらない。日本の病院はとにかく世界で一番効率が悪い。5千万円もする人工心肺装置を購入しても、使うのは月に1度だけ。

「日本の病院の経営者はどなたも算数ができないようです」

南淵医師は首をかしげる。

●すぐに手術室に入り、修業の日々が始まった

オーストラリアの病院に入り、まず実感したのは、この異国では、心臓外科医は国全体で50人しかいないことであった。国全体で当時2万例以上の心臓手術が行われていたそうだ。欠員が出たときのみ、心臓外科医として飛びぬけて腕前が立つ若者が、その仲間入りを認められる。何年かに1人、という具合だ。南淵医師はボスに「排他的なシステムなんですね」と言った。

「でも返ってきたのは、クオリティコントロールという言葉でした。つまり心臓外科医の世界は厳重に排他的な職人集団のギルドであり、それだけに、確実にクオリティは担保されていなければならない、というわけです。もし1人でも下手なことをすれば、詐欺集団と言われ、自分たちは世間から信頼を失い、それはこの国から心臓外科医療が消滅するこ

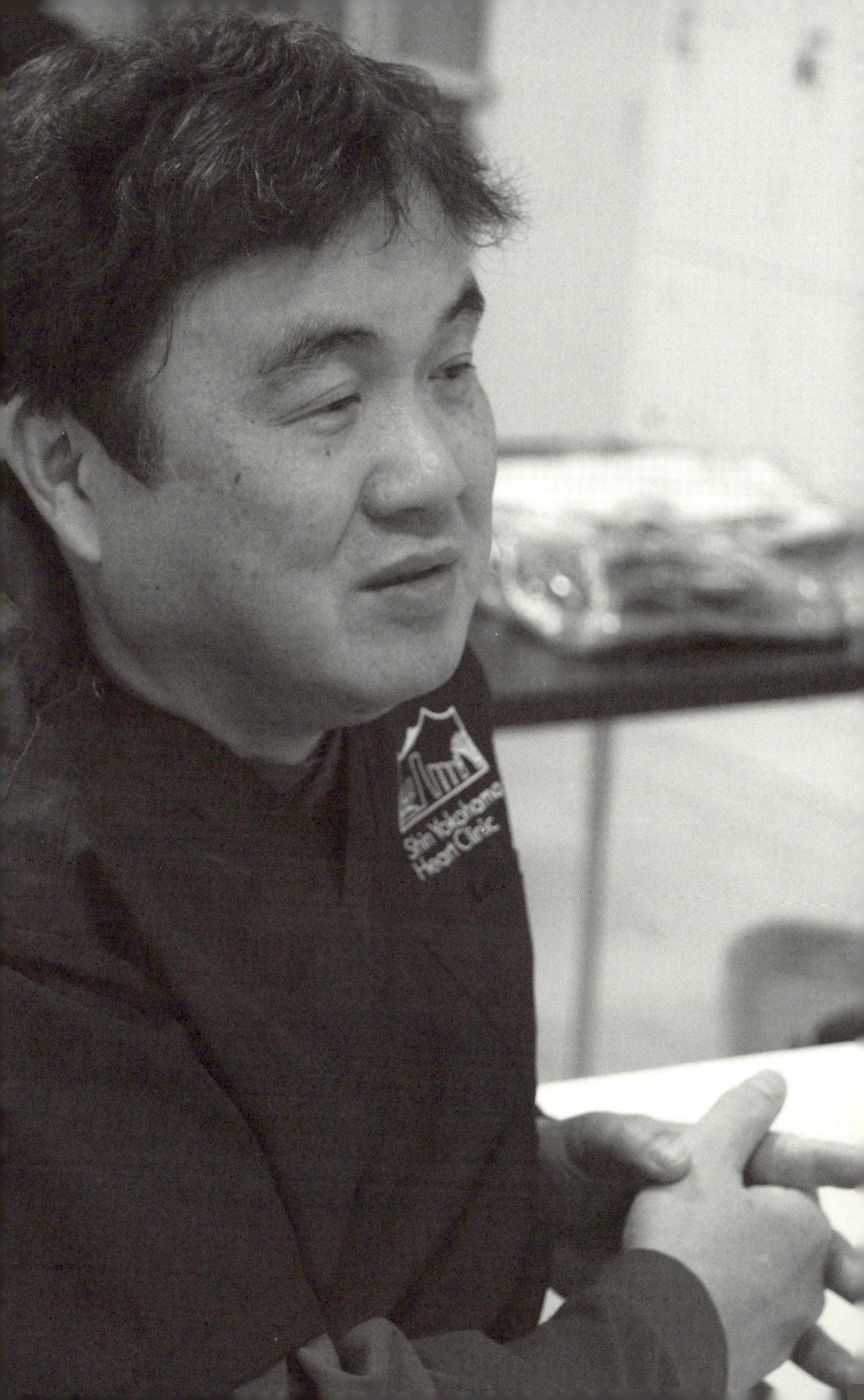
Shin Yokohama
Heart Clinic

とを意味する、とボスは言いました」

実際、病院側は心臓外科医を手術のプロフェッショナルとして待遇していた。秘書が何人もついている。心臓外科医を「手術」に集中させるためである。手術の説明や患者への指導は、それぞれに専門のスタッフが行う。それだけに南淵医師も、働き始めてすぐに手術室に入り、心臓の冠動脈のバイパスとして使用する足の静脈を採る役割(下請け仕事)が与えられた。

この展開に戸惑ったのは、ほかならぬ南淵医師自身だった。日本では研修医ながら、医師として6年間の時を過ごしていたのにも関わらず、採血とガーゼの交換くらいの経験しかなかった。

丁寧に確実に足の静脈を採った。しっかりやらなければクビになる！　毎日がそんな気持ちだった。日本では1日がかりの手術が、オーストラリアでは2～3時間で終わる。足の静脈を採ったあと、足を縫い直していると、その前に心臓の手術は終わっていた。それでも静脈採りは、徐々にさまになってきた。その後、足の静脈を採り続ける日々は、9か月間続いた。その後、胸を開けて、人工心肺装置を取り付けるミッションが与えられた。

その仕事を担って3か月が経ったときだった。いつものように心臓のバイパス手術で、いつものように人工心肺を開始する準備を整えると、突然、ボスからの伝言が手術室に届いた。「この後もお前が手術をやれ」とのことだ。

「run the pump!」

手術室に南淵医師の言葉が響き渡った。その手術は2時間18分で終わらせた。

「手術の途中で、ボスが入ってくると思ったんですすよ。でも、来なかった。あとで聞いたら、手術室のドアの窓から、ジーッと見ていたということでした」

●1000本ノックのように基礎を徹底的に鍛えていった

これこそが外科医の教育の真髄なのであった。

「1000本ノックのように、ストレスの下で基礎を徹底的に鍛えていき、心臓の手術ができるスキルを体得させ、それを自分自身で客観的に判断できる能力をしっかりと植え付けるんです。自分の能力を自分で知っている、というのは手術では一番に要求される外科医の能力です。トレーニングの途中でふるい落とされる人が大勢いる。いやほとんどが「心臓外科医の道はあきらめなさい」と諭される。それだけにボスから『君は心臓外科医の仕事をずっと続けなさい』と言ってもらえたときは、本当にうれしかったですね」

オーストラリアでの修業の後、シンガポールの病院に移籍。トータルで3年間、海外での修業を積んだ後、南淵医師は帰国し、新東京病院で心臓外科医としての日本でのキャリアをスタートさせた。92年7月のことだった。

順調に人工心肺装置を使った冠状動脈バイパス手術の実績を積み上げていった南淵医師に、大きな事件が起きたのは、新東京病院から別の病院に移籍し、3年が経ったときだった。院長から「君の手術は、もう誰も手伝わないよ」と宣告を受けた時のことだ。

「自分が人間的に至らなかった部分があってご迷惑をおかけしたと今でも申し訳なく思っています。ただ一般論ですが、医師が個性を発揮して一生懸命に医療をしようとすると、当時の僕のように未熟な人間でなくとも、周囲から必ず浮くと思います。当時の私はあまりの未熟さゆえいとも簡単に自滅してしまいました」

南淵医師は、医局を飛び出し、自分の〝腕〟だけを頼りに、心臓外科医の道を切り開いてきた。一方で、ろくに手術のできない医師に対しては、その医師に手術をされる不運な患者を憂い、激しい憤りを感じてきた。それだけに医療界にはびこるそんな輩とは考え方が180度違った。

「単純な例ですが、患者を目の前にしたら、まず自分が誰であるかを明らかにしなければならないと思います。そこで僕はまず名刺を渡すんです。昔からずうっとそうしています。すると患者は『同じ病院なのに別の先生は名刺なんかくれませんでした。名前を名乗ることだってしません。どうしてですか』と聞かれます。『患者に自分の名刺なんか渡せるか！バカバカしい』と言う同業者とは当然、軋轢が生じるわけです」

●南淵医師を批判する人もいれば、救いの手を差し伸べる人もいる

かつての病院を去ることになった南淵医師だったが、ここで救いの手が差し伸べられることになる。「腰掛でもいいから、うちに来なさい」と、神奈川県大和市にあった大和成和病院から声が掛かったのだ。その後の医師人生を送る中でも、南淵医師を批判する医療関係者は多くいたが、その都度、味方になってくれる人がいた。

「これは一般論ですが、敵視されたり妬まれたりするのは、実力があるからです。邪魔を

してくる人、中傷する人は皆〝弱い人〟です。気にすることはありません。一方で、認めてくれる人が僕の場合たくさんいます。特に患者さん。どんなときでも『頑張ってください』と後押ししてくださる。そうしたあまたの支持者の〝地盤〟があるから、今の僕は強大なんです」

15年10月より、南淵医師は、昭和大学横浜市北部病院循環器センター教授となっているが、これもある「支持者」の存在がきっかけとなっている。

遡ること20年の1995年、ある患者の心臓手術を行うも、その患者は術後脳梗塞となってしまう。心臓の手術の合併症として、脳梗塞はまれながら起こりえる事態だ。ある日患者を病院に紹介してくれたかかりつけ医を伴い、家族が説明を求めて病院にやってきた。患者の脇でかかりつけ医は私に静かに言った。

「どうしてこんなことになったんですか？」

南淵医師は「僕のせいです。僕の手術が下手だったからです」と頭を下げた。

「そのときのかかりつけ医さんの顔は忘れられません。顔を真っ赤にしてものすごく困った顔をしたんです。僕がてっきり『合併症ですから仕方がない』くらいのお茶を濁したもの言いをすると思っていたのでしょう。でも、僕は自分のせいだとはっきり言ったんです。そのかかりつけ医さんは、昭和大学の理事長と大学の同窓で、そのことがあった直後に『若いけど心臓外科医ですごいやつがいるんだ』と、僕のことを理事長に話していたらしいんです。それで理事長は『そういう人がいるのか』と興味を持ってくれたようで、その後の活躍も注視していてくれたそうです」

●当初は魅力を感じなかったオフポンプによる手術

冒頭で触れたように、南淵医師といえば、心臓を止めることなく手術する「心拍動下(オフポンプ)冠状動脈バイパス手術」のパイオニアとして知られている。だが、当初は、この手術法にはかなり懐疑的だった。

「95年10月、サンフランシスコで心臓の手術を如何に安価に仕上げるか、を披露しあう心臓外科医の会合があり、参加してみたんです。そのときブラジルの医師が『自分の国の患者はみんな貧乏でお金がないから、人工心肺装置を使わずに心臓のバイパス手術をしている』と発表していました。僕は『心臓を動かしたままだから、いい加減な手術しかできないだろう。ひどい話だ』とまったく関心を持てなかったんです」

96年4月、大腸がんを併発している患者の手術を急遽行うよう、横須賀の病院から依頼された。人工心肺装置を使うと、術後の回復が遅くなり、がんの手術まではさらに1か月以上、待たなければならない。がんはどんどん進行するだろう。それに人工心肺は「がん細胞を全身にばらまく」と当時信じられていたそうだ。

「オフポンプによる手術であれば、数日で回復するだろう。やってみる価値はあるか、と考えたんです。患者さんに『やったことありませんが、自信はあります』と説明すると『やってよ』と。そうしたらなんとたったの1時間40分でスムーズに手術を終えることができたんです。自分自身が『え？　これでおしまい？　手術終わったの？』とびっくりしたことを、今でも覚えています」

●医師の役割は「治ります」と、患者の不安を拭うこと

ところで、この南淵医師の発言の中の「自信がありますから」という言葉に違和感を覚える人もいるのではないだろうか。患者が術前の説明時、医師からこの言葉をもらうことは、

まずない。

「自分が心臓の病気になったら、どれだけ大きな不安を抱くだろう、と想像するんです。それでも患者さんは勇気を奮い立たせて、病院にお出ましになる。史記の『壮士ひとたび去ってまた還らず』(刺客列伝)の心境でしょう。それなのに、日本の医師の多くは、患者さんが『私はどうなるんでしょうか』と聞いても、『検査をしてみないとわからない』と冷たく答えるだけ。検査が終われば医学用語を並べたてて説明し、『結局どっちなんですか』と尋ねたら『それは患者さん御自身でお決めになることですから……』。本来は患者の不安を取り除くはずの役割を果たすべき病院は、患者が診察を受けるたびに不安を増大させる悪所になっています。不安を取り除く、マーケティングでいう〝needs〟を満たすためのひとつの方便、マーケティングでいう〝wants〟として、患者はいやな検査を受け、痛い手術を受ける――その本質に気付いていない医師が大半です」

南淵医師は、どんな時でも「大丈夫ですよ。治ります」と言ってあげるべきだという信念を持っている。

「患者は医療に100%はないことはわかってくれています。にもかかわらず『治ります』

という私の真意もすごくよくわかってくれています。こんなことを言うと、『医者らしくエビデンスに沿って説明するべきだ』、『レベルが低い』といった批判の声も飛んできます。僕は、莫大な不安を抱えている患者さんを安心させることを第一に考えます」

もちろん、こうした「治ります」という言葉を、患者さんに言えるのは、心臓の手術に絶対的な自信を持っているからだ。南淵医師は、唐沢寿明主演のTVドラマ『白い巨塔』(2003年、フジテレビ系列)のアドバイザー役を務めたことがある。劇中、唐沢が演じる財前五郎はワグナーのタンホイザー序曲をバックに、今から自分が執刀する手術のシミュレーションを頭で情景を想像して手を動かし、行っているのだが、これは南淵医師のアドバイスによるものだそうだ。

「僕は次の手術のことが頭にふと浮かんで、頭の中でシミュレーションをしています。自然にそうなるのでなんら苦ではありません。何度も何度も行います。それが日常です」

南淵医師は、オフポンプによる冠状動脈バイパス手術の成功例を増やしていったが、それでも、この手術を導入する医師は、なかなか現れなかった。その理由のひとつは「お金にならないから」だ。

「医療を取り巻く環境では、寄生虫のように医療機関に食らいついて利益を搾り取っている医療機器産業が大きな影響力を持っています。誰が見ても人工心肺装置を使用しない手術はそういった医療機器産業界のお金にはなりません。人工心肺装置やそれにまつわるもろもろの装置の多くは消耗品で、人工心肺を使う手術は1回で一式ざっと50万円ぐらいはかかります。装置自体は一式1億円はかかります。人工心肺装置を使わなければそんな出費は一切かかりません。医療機器産業にとって、そんな手術が広まっては困るのです」

もうひとつは、ほかの医師の嫉妬だ。オフポンプによる冠状動脈バイパス手術が初めて成功したとき、人づてに「新しい手術法を確立させるには、自分たちのいるような実績と伝統のある大病院でなければ、誰も認めない。やがて廃れるに決まっている」との批判を何度も南淵医師は耳にした。

「伝統を振りかざし、実績もない、実力もない、ザンネンな同業者に限ってそんな批判をするものです。嫉妬は人間の弱さの表れですね」

しかしながら、南淵医師はじめ、この手術法に大きな可能性を感じる医師たちの努力により、オフポンプによる冠状動脈バイパス手術はメジャーな存在となっていった。

冒頭で触れたように、南淵医師は、本当に実力のある心臓外科医は、日本には数えるほどしかいないと話すが、その状況は、2018年現在も、まったく好転していないようだ。

南淵医師は、激しく憤る。

「18年度から新しい専門医の研修制度がスタートしましたが、世間一般に目を向けた施策とは言えません。患者のためのものではなく、若い医師たちのものでもない。医療界の既得権益を増大、あるいは復古させる愚策でしかないと私は思います」

これから日本の医療はどうなるのか?

「これでは専門医の資格は技能と経験を担保する資格ではありません。権力に都合よく迎合する医師達を養成する制度が医療界を支配すれば、とんでもない手術をやらかして患者が当然のように亡くなったとしても『ボクちゃんは正しいと思ってやったんでチュ! 何も悪いことしてまチェン!』で許されてしまう、今よりももっとひどい〝患者泣き寝入り社会〟ができあがります。2011年から2014年にかけて群馬大学病院の外科で起こった事件の反省は全く感じられません」

●南淵医師の生き様に感銘を受ける若い医師は増えている

それでも、南淵医師の生き様に感銘を受け、医師の道を歩む人は、着実に出てきている。「外科医は実力！　この当たり前の道理を世間に広めたと自負しています。これまで反省すべきところもありましたが、それでも見捨てることなく多くのスタッフがついてきてくれました。これからも彼らの期待に応えなければなりません」

南淵医師が、日本で心臓外科医としてキャリアをスタートさせてから、四半世紀が経った。「あの頃の自分の技術と今の技術を比べるとどうでしょうか？」という問いに、彼は「今の方が上、雲泥の差です。当然です」と答えた。

「その理由は経験を積んだから。ここでいう経験とは、実は〝失敗〟のことです」

自分の技術を支える屋台骨となっているもの――それは〝失敗〟なのだ。

「僕は失敗の多さでも誰にも負けません。それが積み重なっていますから。その失敗は数年後に判明したもの、結果として患者さんの死につながったものもあります。だから、後悔という言葉に言い換えてもよいと思います。その後悔があるから僕は強いんです。こういった後悔の蓄積こそ、僕の財産なのです」

南淵医師を取材していて、ひとつ驚いたことがある。それは、患者の名前が頻繁に出てくるという点だ。はじめてオフポンプによる冠状動脈バイパス手術をした患者さんの名前、自分の未熟さから患者さんにご迷惑をおかけしたケース……。

「当たり前じゃないですか。人との出会い、特に患者さんとの絆は僕にとって宝物です。人と出会うことで僕自身が作られているんです。だから毎日、いつでも、新たな出会いに期待しているんです」

南淵医師は、感慨深げな表情で、そう言った。

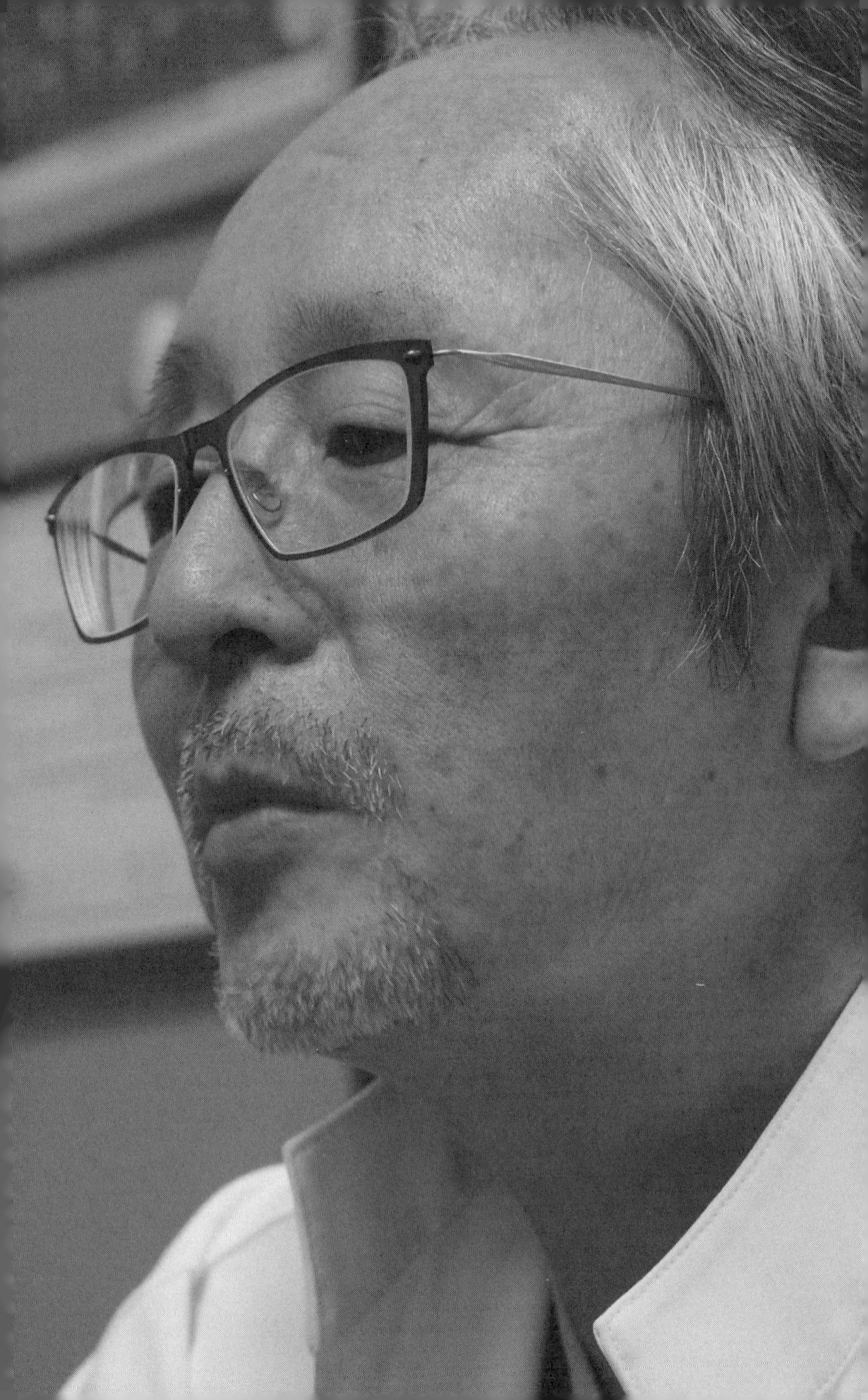

医師　**村上雅彦**　昭和大学病院　副院長
消化器・一般外科教授、医学博士

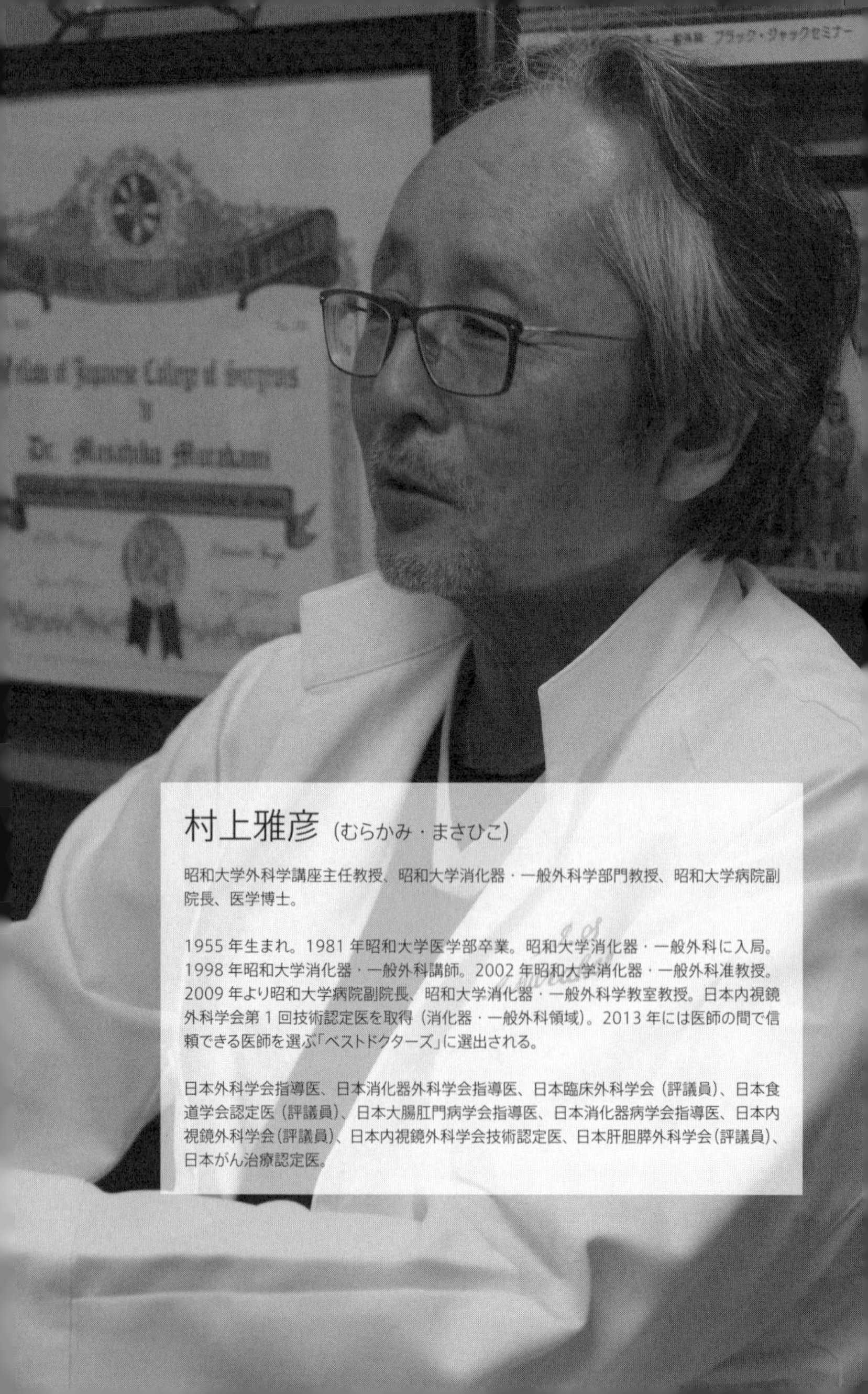

村上雅彦（むらかみ・まさひこ）

昭和大学外科学講座主任教授、昭和大学消化器・一般外科学部門教授、昭和大学病院副院長、医学博士。

1955 年生まれ。1981 年昭和大学医学部卒業。昭和大学消化器・一般外科に入局。1998 年昭和大学消化器・一般外科講師。2002 年昭和大学消化器・一般外科准教授。2009 年より昭和大学病院副院長、昭和大学消化器・一般外科学教室教授。日本内視鏡外科学会第 1 回技術認定医を取得（消化器・一般外科領域）。2013 年には医師の間で信頼できる医師を選ぶ「ベストドクターズ」に選出される。

日本外科学会指導医、日本消化器外科学会指導医、日本臨床外科学会（評議員）、日本食道学会認定医（評議員）、日本大腸肛門病学会指導医、日本消化器病学会指導医、日本内視鏡外科学会（評議員）、日本内視鏡外科学会技術認定医、日本肝胆膵外科学会（評議員）、日本がん治療認定医。

食道や胃、大腸といった消化器系のがんの手術は、それが早期の段階であれば、口や肛門から内視鏡を挿入し、その先端に装着した電気メスで、その表層部を切り取り、がんを一括切除する治療法が選択されるケースが多い。これをＥＳＤ（内視鏡的粘膜下層剥離術）という。

しかしながら、がんの進行が進むと、ＥＳＤでは太刀打ちができなくなる。この場合、開胸手術か内視鏡外科手術（胸腔鏡・腹腔鏡手術）、あるいは『ダヴィンチＸｉ』（内視鏡下手術支援ロボット）によるロボット手術といった外科手術が、主な選択肢となる。

昭和大学病院の村上雅彦医師は、身体に開けた小さな穴から鉗子やカメラなどを入れ、モニターを見ながら、がんの治療をする胸腔鏡・腹腔鏡手術のスペシャリストとして知られる人物だ。彼が率いる診療科（消化器・一般外科）は、食道、胃、大腸、肝臓、すい臓のすべての消化器がんの手術を、この内視鏡外科手術で行っている。

その中にあって、食道がんの内視鏡外科手術はとりわけ難しいと言われる。食道がんの外科手術の多くは、食道のほとんどを切除し、胃をのど元まで持ち上げてつなぎ合わせて食道を再建していく。この治療を、内視鏡外科手術で行うのだが、これには、広く浸透している「腹腔鏡手術」だけではなく、全国的にも実績数の少ない「胸腔鏡手術」を取り入れる必要がある。腹腔鏡手術で完結する大腸がんや胃がんとは勝手が違うのだ。そのため、多くの病院では、今も「開胸手術」に頼っている。

「胃がんや大腸がんは、がんのある同心円状に近いところから、リンパ節に転移するのが標準ですが、食道がんは、食道のあるところであれば、どのリンパ節にも飛んでいく特徴があります。それだけに食道がんの場合は、どこまで徹底してリンパ節を取るかにかかってくるんです。胸腔鏡手術であれば、顕微鏡で拡大して見ているので、0・1ミリのリンパ節でも把握でき、取り除くことができます。一方、開胸手術の場合、肉眼であり、はたして見落とすことはないのか――それは大きな疑問として、自分の中にありました」

●患者の回復の早さも、内視鏡外科手術のメリットのひとつ

もうひとつ、患者の回復スピードも、両者では大きく違う。

食道がんの開胸手術は、首や胸部、腹部などを大きく切り開く必要がある。一方、胸腔鏡手術であれば、5か所の小さな穴と、病変を取り出す穴があれば済むため、回復は格段

に早い。痛みも最小限に抑えられる。

「お年寄りの患者さんになると、長く入院すればするほど、足が弱まっていきますし、認知症を患っていれば、進行が進む危険性も高い。内視鏡外科手術であれば、翌日には歩ける状況にもっていくこともできます。開胸手術では、患者さんが安定するまで1週間は安心できません。その点でも、開胸手術よりも有利だと、僕は思います」

現在、胸腔鏡手術を標準手術として確立しているのは、昭和大学病院をはじめ、全国で十数施設だけだ。どのように村上医師は、そのスキルを習得していったのか。

「1990年に腹腔鏡手術に出会い、大腸がんや胃がんなどの治療にあたる中で、患者さんにとって、これはメリットが多いなと強く感じた。それで単純に、その技術を、胸でもそのまま活かせないかなと考えたわけです。使う器具も基本的に同じですし、臓器による微妙な違いはありますが、手技もそれほど変わらない。その点で、僕的にはごく自然に胸腔鏡手術に入ることができたんですよ」

村上医師は「医師間で信頼されている医師」を選ぶ「ベストドクターズ・イン・ジャパン」

に選出されるなど、日本で屈指の名医として知られる存在だ。白衣のかわりに、ブラックのスクラブ(医療用白衣)を身にまとう姿は、じつに凛々しい。一見すると、一匹狼のように目に映るが、何よりもチーム力を重視している——それが村上医師だ。

「どんなにスキルの高い執刀医がいても、一人では、決して内視鏡外科手術を行うことはできません。それだけにいかにクオリティの高いチームを作り、その結束力を強めていくかが大事なんです」

ブラックのスクラブを着るのは、チーム力を高めるためという意味合いもある。

「白衣よりも動きやすいし、汚れも目立たず、いいんですよ。患者さんも、僕たちをひと目で見つけることができます。そして何よりもカッコイイじゃないですか。チーム全員が気分の上がるウェアを着ていれば、結束力も強まるかなと思い、2009年に教授になったとき、導入することにしました」

●チーム全体で診ることが、村上医師のスタンス

村上医師は、患者に対して「チーム全体として診させてもらう」という説明をしている。

たとえその患者が村上医師の執刀を望んでいるとしても、だ。現在、2チーム制を取り、1チーム8人のスタッフで患者の手術や問診、ケアを行う。このチーム制によって、患者には大きな安心感が生まれると、村上医師は話す。

「入院中の患者さんが一番不安に思うのは、自分の主治医と会話がしたいのにできないときなんです。僕たちは8人のスタッフが、患者さんの情報をしっかり共有しており、毎日、誰かしら必ず病室に顔を出します。だから何か不安があっても、その日のうちに解決できる。また、患者さんのご家族が来たとき『今日は主治医が不在で何も聞けなかった』という事態も起こりません。退院されるとき『皆さんに診てもらえて、とても安心できました』と言ってくれる患者さんも多く、チーム制の利点を感じています」

●医師の働き方改革も必要不可欠な時代

チーム制は、医師側にとってもメリットが大きい。一人の医師が一人の患者を受け持つと、その患者が重症になった時、回復するまで、持ち場を離れることができなくなる。しかしグループで診ていれば、交代することができる。

「外科医は多忙で大変だということで、最近はなり手が少ないんですよ。こうした働き方改革を行っていき、医師の負担を少なくしていくことも、求められる時代なんです。昔は、医師は自分の人生を犠牲にしてでも、患者さんに奉仕することが当然という風潮もありましたけど、今はそんな時代ではありませんし。ブラックのスクラブについても『こういうウェアだったら着てみたい』と思ってもらいたい意図もあるんです」

●手術を成功させるには、患者が病気に立ち向かう意志も重要

内視鏡外科手術を成功させるためには、医師のスキルはもちろんだが、患者が自分の病気についてしっかり理解し、自ら絶対に治そうという強い気持ちを持つことが必要不可欠だと、村上医師は話す。

「僕は、食道がんの手術成績を左右するのは、手術の質が半分、手術前後の管理（周術期管理）の質が半分だと思っています。例えば、患者さんが喫煙者の場合、禁煙して1か月経たないと、手術はしません。肺の炎症が治まらない状態で手術をすれば、痰が多く出て、肺炎を起こしやすいからです。また手術前は、抗がん剤治療を行うケースが多いので、毎日病

棟を数周してもらい、体力をつけてもらうようにしています。こうした周術期管理は、医師や看護師などのほか、リハビリチームや口腔ケアを行う歯科医師、歯科衛生士の存在も重要であり、チーム医療として取り組みますが、患者さん自身が『なぜ、それをするのか』を理解していないと、決してうまくはいきません。患者さんが積極的に取り組む姿勢が求められます」

●患者には、あらかじめ冊子を配り、何度も読んでもらう

患者の手術への理解を深めるため配っているのが、手術の流れや術前・術後の注意点などを載せた冊子だ。書き込めるスペースも多く取ってある。

「外来の中で、全部を説明するのは難しいので、冊子を渡して、読んでおくように伝えています。患者さんや医師の意見をもとに、何度も改訂しているので、かなり充実した内容になっています。誰でも理解できるように、専門用語を極力使わないように配慮もしています。患者さんに何か伝えることがある場合は、この冊子を見ながら説明をしています。自分が受ける手術について、すべての内容が載っているので、例えば、合併症が起こって

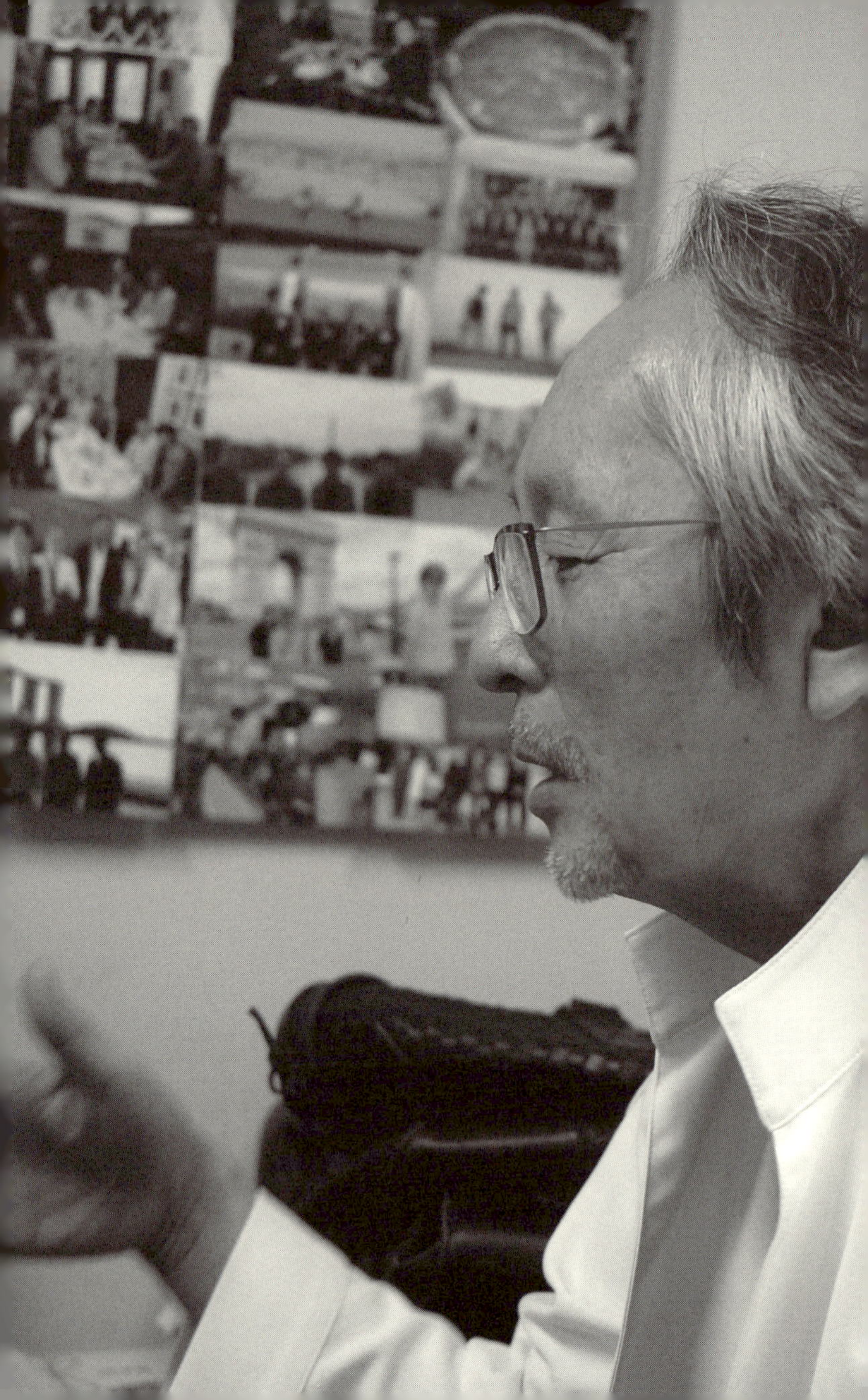

も、冷静に『であれば、これをするんだな』と理解できる。手術前、肺活量を上げるための機械を購入してもらい、1日何十回とトレーニングをする必要もありますが、なぜ、その取り組みが必要なのか、容易に理解できる。その結果、患者さんは手術について『これをすれば大丈夫だ』という安心感が持て、前向きに病気と向き合えるようになります」

この冊子の存在は、医師側にとっても、大きなプラスになっている。8人のスタッフが共通認識を持つことができるからだ。

「患者さんはスタッフの言動に敏感ですから、スタッフごとに、説明内容が少しでも違えば、不安を抱いてしまいます。冊子を見ながら説明しますので共通認識が持てます」

食道がんの内視鏡外科手術は、まずは胸部、続いて腹部という2段階で行われる。まず患者の胸に小さな穴を5か所開けて、そこからメスや鉗子、カメラなどを入れ、食道やリンパ節を切除していく。声帯を動かす左右の神経(反回神経)を残して、リンパ節をどこまで徹底的に取り除くかがポイントになる。

この工程を終えると、取った食道の代わりに胃をのど元まで持ち上げてつなぎ合わせて食道を再建する工程に入る。これは腹腔鏡手術で行うが、村上医師は、腹部を6センチほど切開し、その部分に左手を差し入れ、胃を保護しながら、治療を進めることが多い。
「患者さんの身体の負担を軽減させるにはどうしたらいいのかを考えて、確実で早い方法を取り入れています」

●より確実な手術を目指し、ワンモニター式を考案

胸腔鏡手術について、村上医師は腹腔鏡手術のノウハウを最大限活用しているが、その一例が、モニターの置き方に見ることができる。

従来の開胸手術の場合、執刀医と助手は、患者を乗せた手術台を挟んで向かい合うため、2人は、それぞれ反対の方向から見ることになる。この開胸手術の方法をトレースしながら、胸腔鏡手術を行おうとすると、モニターを背側・腹側の2か所置くことになり、助手の視界は執刀医とは反転することになる。これでは治療中のミスを生み出すことになりかねない。そこで村上医師は、ワンモニター式を考案した。

「胸腔鏡では、カメラはお腹から入っているので、足側から頭側に向かって、見ることができるため、頭側にモニターを1つ置くことで、全員が同一視野のもと手術ができるよう

にしました。このスタイルは、腹腔鏡手術を踏襲しています」

●もともとは獣医を目指していた村上医師

村上医師は、子どもの頃から動物が好きで、海外で獣医になる夢を抱いていた。獣医学科のある大学への進学を考えていたが、親から「動物を診る前に、人間も診れたらいいと思う」と言われたこともあり、医学部も受験すると、受かった。

「小学校への入学前に、盲腸をこじらせて3か月くらい入院したことがあるんですよ。そのときのお医者さんの姿を見て、将来は外科医になろうと思ったらしいです。でも、進路を決める際は、そんなことはすっかり忘れていました(笑)。でも、結果として、外科医を目指したのは、その気持ちがどこかで残っていたのかもしれませんね」

●後進を育てることも、村上医師に与えられた大きな使命

現在、教授でもある村上医師にとって、後進の育成も、課せられた大きな使命だ。

彼が率いる診療科は、2チーム制をとり、それぞれ8人のスタッフがいるが、チームごとに「食道と胃とほかの肝胆膵」といった具合に、担当する領域が決まっている。この8人のスタッフは固定されており、全員が中堅クラス以上だ。一方、その下の医局員は、3か月ごとにローテションを組み、あらゆる手術の現場に入る。

「開胸手術であれば、実際に患部を見ながら、鉗子をもって、その患部をつかんだり、引っ張ったりすることはできますが、内視鏡外科手術は、モニターを見ながら行うので、どうしても角度が違うため、かなりのトレーニングが必要になってきます。こうした感覚的なものを養うには、ひとつの臓器ではなく、あらゆる臓器で訓練を積むほうがいいんです。それに極端なことを言えば、腹腔鏡で大腸の手術がうまい人は、胃の手術であってもうまいんです。それだけに最初に臓器を絞り込む必要はないと考えています」

実際、内視鏡外科学会の技術認定では、特定の臓器の手術ができているかよりも、しっかりと手が動いているかの点数を重要視している。

なお、医局員の段階で、臓器を絞り切らないのは、患者への接し方を正しておきたい気持ちもある。

「『自分は胃がん担当』などと領域を分けてしまうと、同じ病棟内で、ほかの疾患の患者さんがいても『自分には関係がない』という態度を取ってしまいがちなんです。早い段階から、あらゆる臓器の手術に携われば、あらゆる患者さんに対して、気を配った対応ができるようになります」

●スペシャリストではなく、標準的な手術ができることが大事

また村上医師は、医局員の全員に、内視鏡外科手術の手順から注意点までをまとめたマニュアルを渡している。これは市販の本ではなく、村上医師が中心となってゼロから作り上げたものだ。医局員は、手術に入る前に勉強しておき、予備知識を得たうえで、実際の現場で学ぶことになる。こうしたマニュアル作りは、自分流を作りたくないという、村上医師の思いがある。

「同じ病院で、医師によって手術のレベルが違うのは、絶対に避けなくてはいけないことです。誰が手術をしても、同じような結果になることが大事なんです。それには手術の進め方を標準化する必要があります。マニュアルを制作したのは、こうした意図もありました」

さらに村上医師は「スペシャリスト」についても、こう言及していく。

「何をもってして、スペシャリストなのかといえば、患者さんからすれば、治してもらえる手術をしてもらえればいいわけなんです。ほかの医師よりも、手術のスピードが速いことを第一に求めている患者さんはいません。しっかり手術をして、順調に経過し、笑顔で退院できればそれでいいんです。医局員には、まずは標準の手術をしっかりできるようになりなさいと、言い聞かせています」

医局員は7～8年がたつと、ようやくどの領域を選ぶのか、自分で決めることになる。以降は、その領域に絞り、専門的なスキルを磨いていく。

「標準的な手術ができるようになったら、あとは自分自身で〝その先〟を見据えていけばいいんです。『こうしたら手術時間を短くできる』と判断すれば、それをやっていけばいい。あくまでも標準的な手術が基盤としてあったうえでの、応用力なんです」

村上医師が、今一番目標としていることは何か。

「名医ということで、僕に声が掛かることもありますが、一人でできる手術の数なんて、決まっているんです。僕は、たまたまこの病院の消化器・一般外科のトップになったわけで、その中で、今すべきことは、どれだけ標準的な手術ができる人を多く育てるか、だと思っています。自分がいなくなっても、今のレベルが保たれて、患者さんへの手術が問題なく続けていけるようにすること——それが一番の理想であり、それに向かっていきたい」

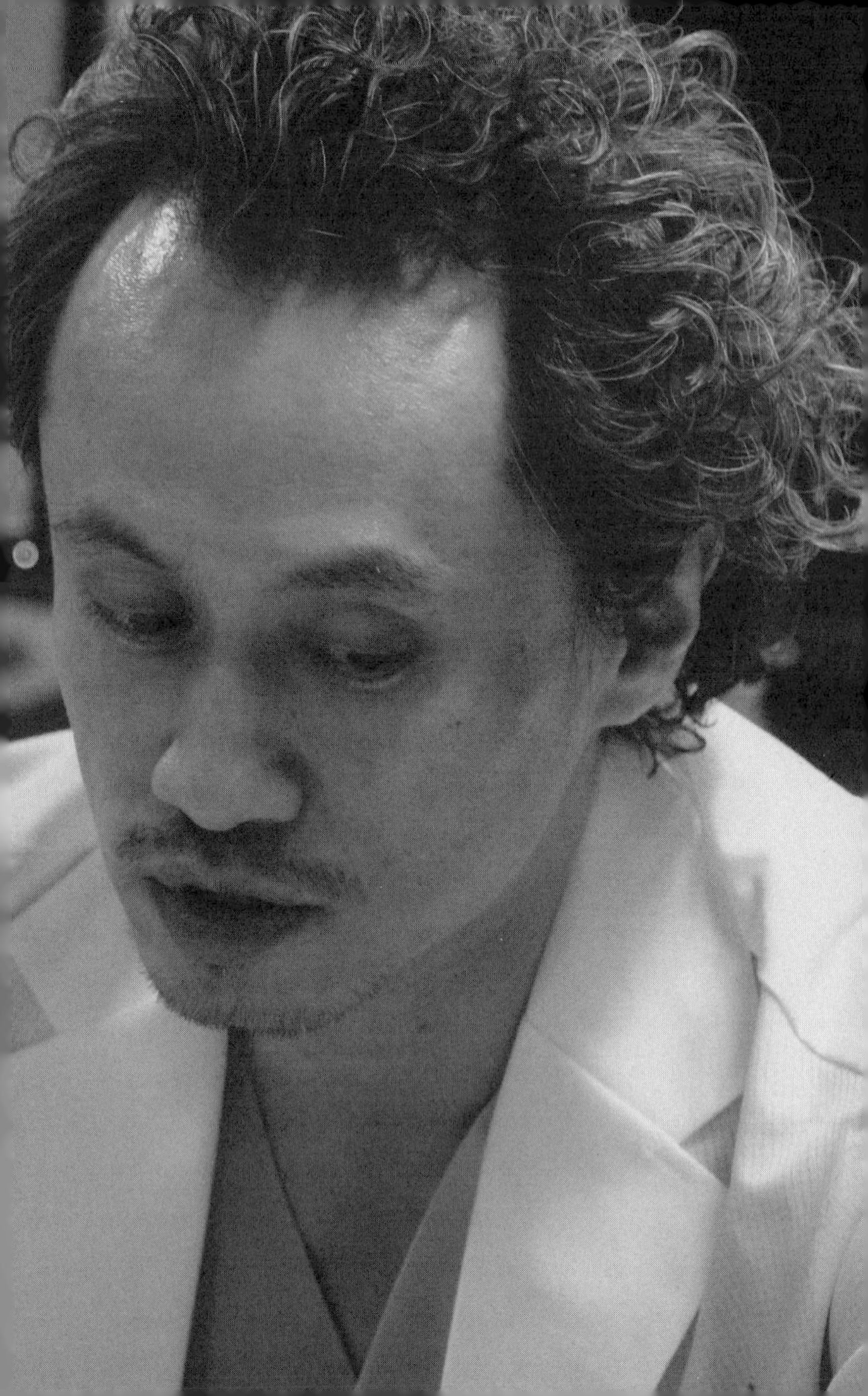

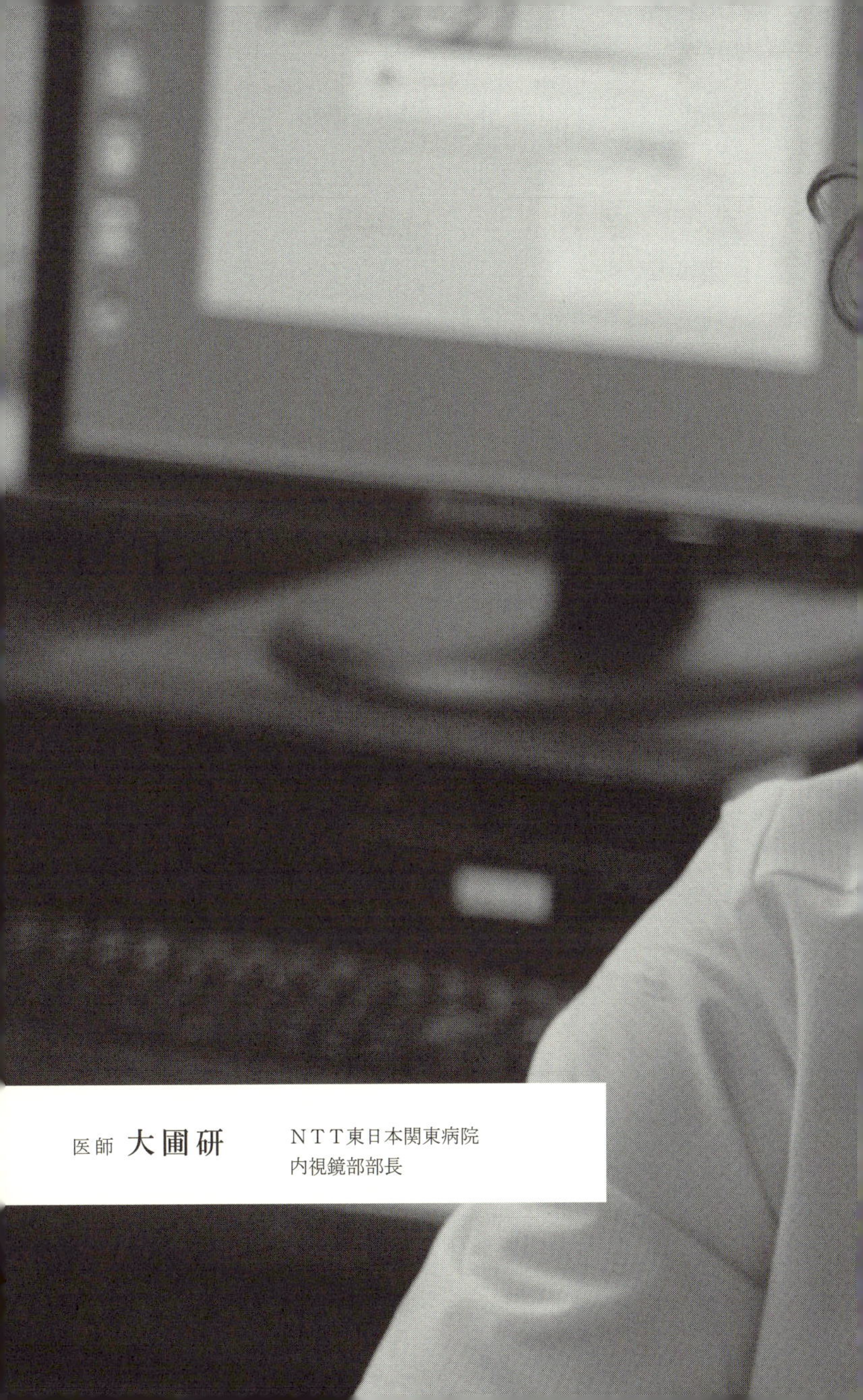

医師 **大圃研**

NTT東日本関東病院
内視鏡部部長

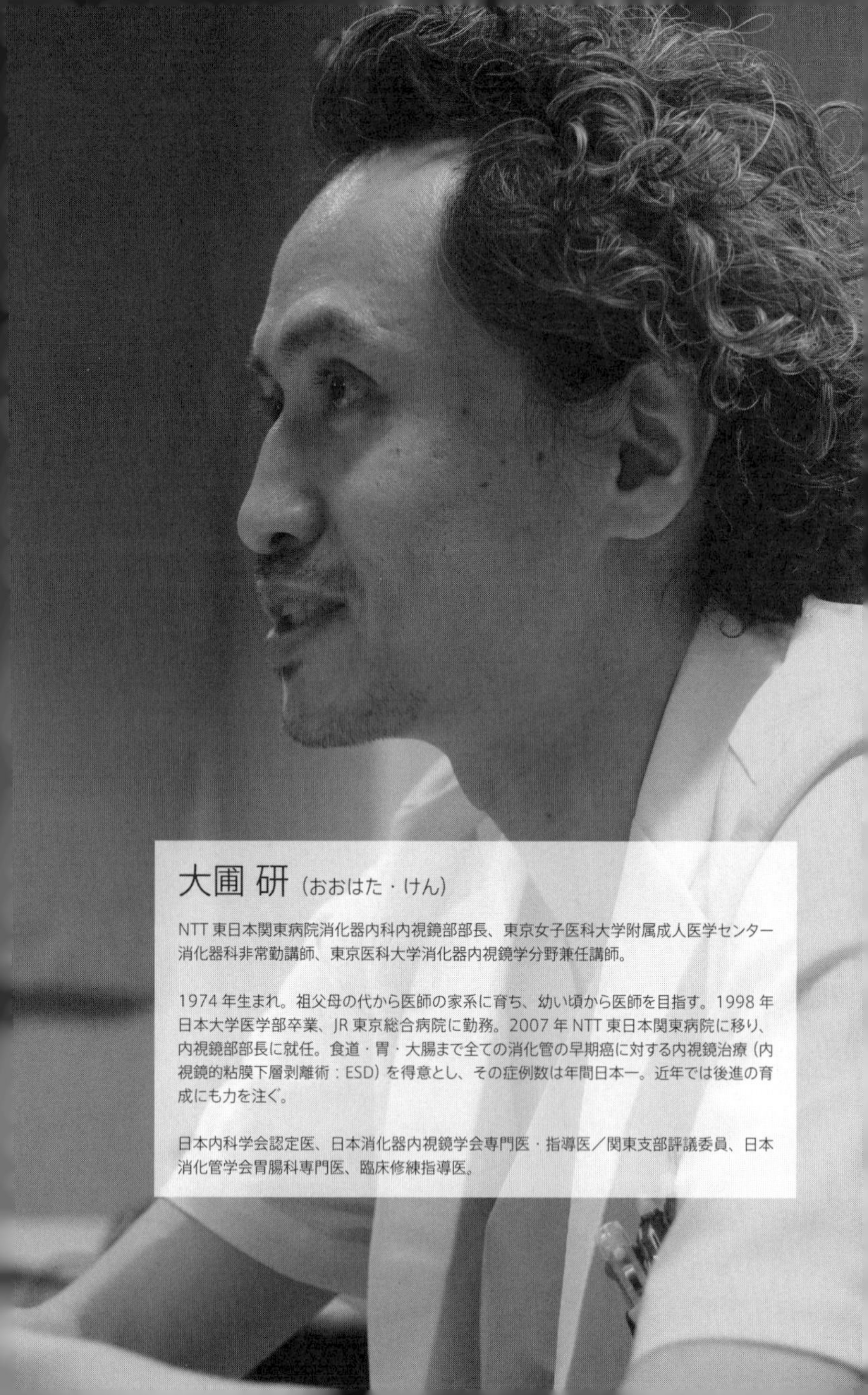

大圃 研（おおはた・けん）

NTT 東日本関東病院消化器内科内視鏡部部長、東京女子医科大学附属成人医学センター消化器科非常勤講師、東京医科大学消化器内視鏡学分野兼任講師。

1974 年生まれ。祖父母の代から医師の家系に育ち、幼い頃から医師を目指す。1998 年日本大学医学部卒業、JR 東京総合病院に勤務。2007 年 NTT 東日本関東病院に移り、内視鏡部部長に就任。食道・胃・大腸まで全ての消化管の早期癌に対する内視鏡治療（内視鏡的粘膜下層剥離術：ESD）を得意とし、その症例数は年間日本一。近年では後進の育成にも力を注ぐ。

日本内科学会認定医、日本消化器内視鏡学会専門医・指導医／関東支部評議委員、日本消化管学会胃腸科専門医、臨床修練指導医。

食道や胃、大腸といった消化器の壁は、内側から主に粘膜層、粘膜下層、筋層の3つの層からなる。このうち、がんは、最も外側にある粘膜層から発生する。こうした粘膜層だけにとどまっている早期消化器がんに対して、内視鏡を挿入し、その先端に装着した電気メスで、粘膜層を含めた粘膜下層までを切り取り、がんを一括切除する治療法——それがESD（内視鏡的粘膜下層剥離術）だ。

ESDは、1998年に国立がんセンター（当時）の小野裕之医師らによって開発され、今では、早期消化器がんの内視鏡治療として標準的に採用されるに至っている。まず06年に、胃がんについてESDは保険診療になり、08年には食道がん、12年には大腸がんが健康保険の適用となった。

大圃研医師がESDに出会ったのは00年。当時、まったく治療法が確立されていない中、この手技に大きな可能性を感じた。あれから18年、大圃医師が行ったESDによる治療数は、通算3000例を超える。彼が率いるNTT東日本関東病院の内視鏡チームが行っているESDの治療数は、日本で一番多く年間800件だ。大圃医師の治療数は、1日10人に達することも少なくない。

「夏休みなんて取ったことはないですよ」と話す大圃医師に「それでも患者さんにはどんどん来てもらって、治してあげたいと思うものですか？」と聞いた瞬間、「え？」という表情に変わった。

「そういうスタンスじゃない医師っているのかな？　いないよね？　一瞬、それではダメなのかと思ったよ」

そう言って、大きく笑った。

内視鏡治療の大きな特徴は、口や肛門といった身体の穴を使って、身体に傷をつけることなく、がんを取り除く点だ。

モニターに映った内視鏡を、左手でハンドルを操作しながら患部まで到達させ、電気メスで、がんを一度に切り取っていく。胸や腹に穴をあけて、器具を挿入し手術する「内視鏡外科手術」とは、身体にかかる負担が、雲泥の差だ。外科手術ではないので、手術室ではなく、内視鏡治療の専門ルームで行う。そのため、患者の心理的圧迫感も少ない。

●標準的な治療だが、技術の差が表れるESD治療

　現在、ESDは、早期消化器がんの標準的な治療法となっていることは前述したが、しかしながら、医師によって技術の差が表れるのも否めない事実だ。

「リンパ節に転移の危険がない場合に限られるなど、病変の進行具合によっては、ESDでの治療そのものが不可能といった制約はありますが、早期のがんであれば、ESDによって、根治できないケースはなくなったと、僕は思っています」

　そう大圃医師は話すが、彼のもとには「うちの病院ではできないから、先生のところでお願いしたい」と、患者が紹介されてくるケースも多い。

「病変が大きいだけであれば、ある程度の技術があれば多少時間がかかったとしても取れるでしょう。でも、臓器の曲がり角の奥など、やりにくい場所は確かに存在します。特に大腸は、壁が薄く穴が開きやすい、まがりくねっていて、患部に到達するまでアプローチするのが難しいといった理由で、内視鏡による治療は無理だと判断する医師もいる。また十二指腸については、まだ治療を行っている病院が少ない。ESDの担当医師が、自分の技術では難しいと感じた場合は、僕に紹介状を書くこともあります。その場合は何とかす

る。僕はESDであれば、取れないものはないと思っているから」

「でも、僕に紹介状を書く医師はいいんですよ」と、大圃医師はいう。問題は、自分の病院で完結させてしまう医師の存在だというのだ。

「その医師は『ほかの医師だったら、ESDで治療できるかもしれない』と理解はしていると思うんです。でも、ほかの病院に送ることは医師やその施設のプライドが許さない。どうしても自分たちで完結させたい。その結果、胸や腹に穴をあける手術(内視鏡外科手術)を選択しちゃうんです」

「そんな医師はいるものなのですか」という問いに、大圃医師は「たくさんいる。たくさん」と即答した。

「だから、切らなくてもいい患者が切られている。それだったら、うちに来なさいよと思います」

●目指すのは、根治と安全、そして治療の速さ

ESDの治療において、それに関わる医師の全員が目指していることは2つ。まずは、

病変をしっかり取ること。その次は「安全性」で、合併症や乖離などを起こさないようにすることだ。

その2つを重要視したうえで、大圃医師は、もうひとつの追求をしている。それは「速さ」だ。なぜ、なのか。答えは明確だ。治療時間を短くすれば、それだけ麻酔の時間も短く、合併症のリスクも抑えられ、患者の負担は明らかに軽減されるからだ。

内視鏡を患部まで到達させるスピードと、電気メスで病変を切り取るスピード——それこそが、大圃医師の卓越した速さを支えている。

口や肛門から挿入した内視鏡は、モニターに映され、それを凝視したまま、大圃医師は、左手で握ったコントローラーを操って、その内視鏡を患部までいざなっていく。コントローラーには、大小のダイヤルが付いており、小さいダイヤルは、内視鏡を「左右」に、大きいダイヤルは「上下」に動かす。それを親指の腹と先端で巧みに操っていく。

内視鏡が患部まで到達すると、電気メスを使って剥離していくが、その方法には、凝固波と切開波の2種類がある。両者の使い分けは、足元にあるフットスイッチで行う。凝固波は、キレは鈍いものの止血効果が高い。一方、切開波は、キレが鋭く切り取るスピードは速い。しかし止血効果は低い。

「医師のほとんどは、止血効果が高く、リスクが低いとされる凝固波で治療をしています。でも、それだと時間がかかって遅い。僕は切開波でどんどん切って、どうしても必要な瞬間のみ、凝固波を使っています」

内視鏡を巧みに操り、積極的に切開波を使うことで、通常であれば2時間かかる治療も、大圃医師は20分足らずで取り終える。学会で発表した際、「早送りをしているのか?」と、勘違いされたエピソードは、語り草となっている。

それにしてもなぜ、大圃医師とほかの医師とでは、同じESD治療でも、アプローチの仕方が違うのか。

「例えば、胃には多くの血管が詰まっているんです。だから、凝固波を使ったほうが安全だというベースがあるのだと思います。ESDを普及させるには、万人受けする、凝固波を使ったほうがよいという部分もあったのでしょう。でも、僕がESDに出会ったのは開発されて2年足らずの頃で、学ぶ医師もいなかった。すべて独学でしたから、切開波を使って、何が悪いんだと思っていました。それに『凝固波=安全、切開波=危険』という図式は単なるイメージであって、例えば、腸に穴を開けてしまう頻度は、切開波のほうが多いかといえば、そんなことはないんです」

●実家のクリニックを継ぐため、選んだ内視鏡治療

大圃医師の実家は、元々は、入院設備のある中規模な病院で、父親も祖父も、祖母も、みんな消化器外科医だった。その家の長男に生まれた彼は、幼少期から「お父さんの跡を継ぐんでしょう」と言われ、ごく自然に、消化器外科医の道を志すようになっていった。

しかし学生時代に、実家の病院形態がベッドを閉めて外来だけ残すクリニックに変わった。当時の医療制度の改革の波が、実家の病院に押し寄せたのだ。

卒業後は、実家の病院に入るつもりだったが、もはや消化器外科医では役には立てない。そこで、消化器内科にシフトした。

「消化器内科の大きな分野に、内視鏡がありました。これならば、実家を継いだとき、大きな武器になるのではないかと」

実家が消化器内科にシフトした頃、内科の役割は、主に診断であり、治療は外科が行う

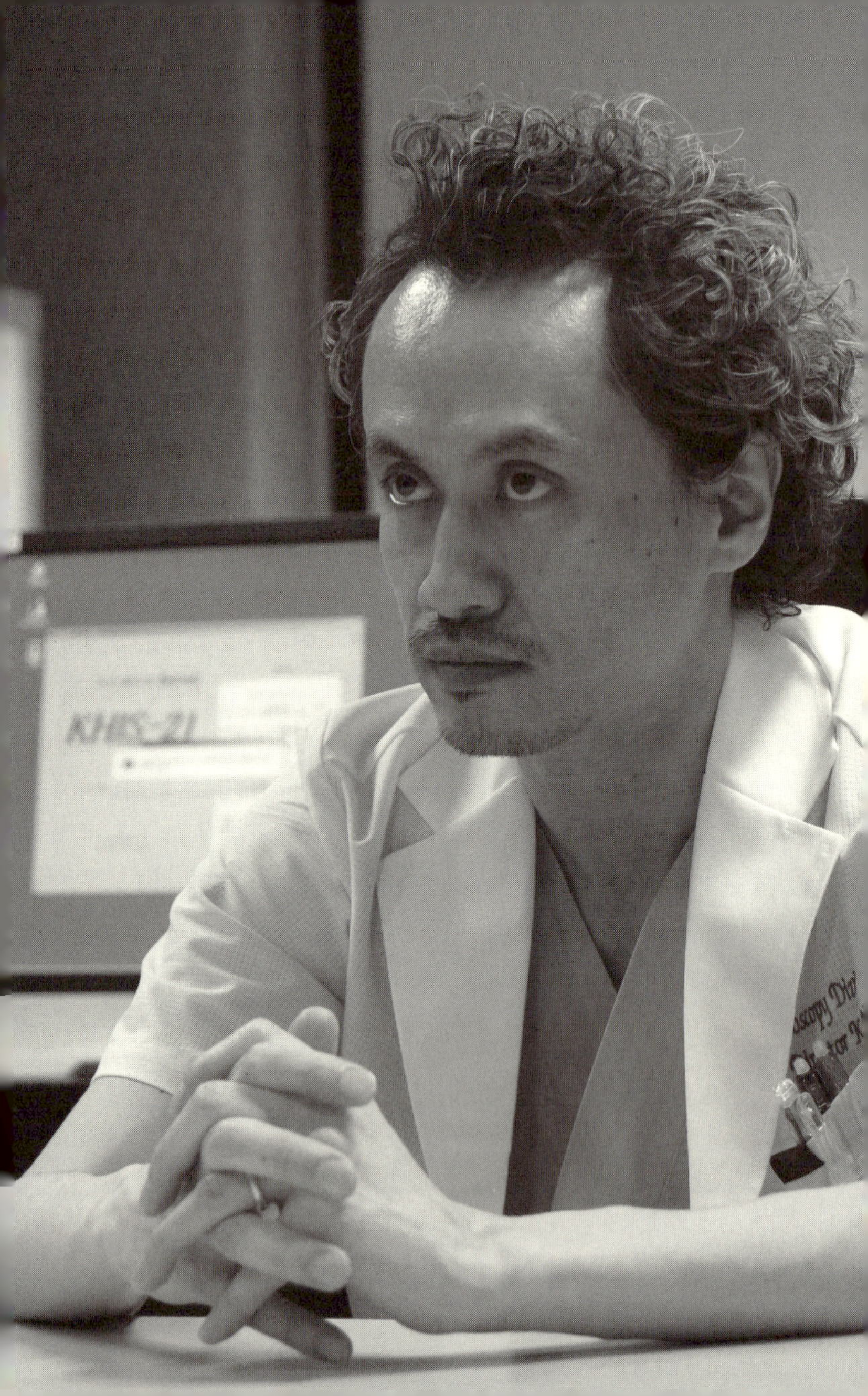
KHS-21

のが一般的だった。しかし内視鏡治療であれば、治療にまで関わることができると考えたのだ。

●大学卒業後、研修先に残るも、孤立無援の状態に

内視鏡の技術を習得することを決意した大圃医師は、かなり大胆な行動に出る。当時も今も、安定を求めるのであれば、大学卒業後は、大学の医局に入るものだが、そのまま研修先の病院に残る選択をしたのだ。その病院に、内視鏡の技術を教わりたい指導医がいたから――それが理由だ。

こうして大圃医師は、卒業後も非常勤の嘱託という形で、無給の立場で病院に残った。生計は、休日に当直のアルバイトをして立てた。しかし1年後、その指導医は病院のポスト争いに巻き込まれ、追い出された。

「勉強したいと思った医師が、誰もいなくなった。孤立無援。でも、当時開発された内視鏡の治療法をなんとか自分のものにしたいという気持ちしかなく、後悔する余裕はありませんでした」

その治療法こそが、ESDである。

当時、内視鏡治療のスタンダードは、EMR(内視鏡的粘膜切除術)であり、まだ開発されて間もないESDの確立した治療法は皆無だった。

「当時は、同時多発的に、さまざまな場所で『ESDはいい手技だ』と思う医師はいて、各々が治療法の確立に向けて取り組んでいました。その一人が僕でした」

●ESDはEMRよりも根治性が極めて高い

それにしてもなぜ、大圃医師はEMRではなく、ESDに目を向けたのか。

その答えは「根治性が高い」に尽きると、大圃医師は言う。

「EMRはスネアと呼ばれるワイヤーを輪っかにして、病変を覆って切除するというものです。問題は、切除できる大きさにはリミットがあり、それが2センチということなんです。ということは、10センチあったら分割切除するしかない。そうすると〝間〟に取り残しが起こる可能性があるんです」

一方、ESDは、病変の周辺に切り取る範囲の目印を円状につけ、薬液で浮かび上がらせ、目印に沿って、病変部の周囲の粘膜を切り、剥ぎ取る治療法だ。そのため、たとえ10センチの病変であっても、一度に取ることができる。それゆえ取り残しは起こらない。

この事実を知ったとき、大圃医師はESDに対し、圧倒的な魅力を感じた。同じ思いを持つ医師は、EMRのスキルを身に付けたうえで、ESDの技術習得に励んでいたが、大圃医師は違った。いきなりESDから入った。

「そのことは周りには言わなかったですね。当時はまずEMRに習熟してからESDをすべきだと偉い先生達が言っていたから。それを公言したら叩かれるのは目に見えていたので。だから『EMRはやっていた?』と聞かれたら、『はい』と答えていました。内心では、ほとんどやってないんだよなぁ、と思いながら(笑)」

当時、ESDの専用メスは開発されていない状態だった。そう、皆無だったのだ。そこで大圃氏は、EMRのスネアの輪っかを、ぎゅーっと引いていき、1ミリ程度出た先端部分を使って、ESDの治療に乗り出した。

●患者や家族には、納得を得るまで一生懸命説明した

ここまでの話を聞いて、そんな状況下で、ESDの治療を望む患者は、果たしているのかと、疑問に思う人も多いだろう。大圃医師は、そのことをちゃんと理解していた。「自分が患者やその家族だったら嫌だな」と思っていた。

だからこそ、患者の側に立てた。

「当時、僕は20代後半で、ご家族の息子さんなどよりも年下なことも多かった。それだけに僕が出ていくと、明らかに疑いの目を向けられました。それを当然だと受け止めましたね。だから最初に『今、こんな若いやつががんの治療をするのか、と思いましたよね』と、はっきり言いました。そして、EMRとESDの違いを伝え、ESDであれば再発の恐れがないことを一生懸命に説明しました。治療数が増えてくれば、その実績も伝えた。そうして1時間程度説明していくと、ご家族の目が変わってくるんです。『お父さん、ここに来てよかったね』と言うまで、説明していました」

それだけではない。説明の席で、治療の結果如何に関わらず一部始終を録画したビデオを提供する旨も伝えた。治療ミスをすれば、その証拠となり、訴訟の際、大きな効力を発

揮する材料を渡す約束を治療する前にしたのだ。ちなみにダビング機器もビデオも、すべて自腹だ。

「こうしたビデオの提供などというやり方は、指導医がいたらおそらく止められていたでしょうね。でも、いなかったから、自分でベストだと感じたことは、全部やった」

さらに、治療中に何かが起これば、すぐにEMRに切り替えるなどのリスクヘッジも万全に整えて、治療に挑んだ。

●治療後はビデオで復習し、技術の見直しをはかる

治療が終われば、ひたすらビデオで自分の治療を振り返った。

「治療中は、自分はベストなことをやっていると思っているわけです。でも、ビデオで振り返ると、『俺は何をやっているんだ』という場面が多く出てくる。『おい、そこに血管があるぞ』と口を出すこともありましたね。で、実際に切ってしまって、ビデオに向かって『ほら血が出た』と言っている。でも、こうして見返すことで、次はやらなくなるんです。こうした復習が自分の成長を支えたと思っています」

内視鏡の電気メスの操作は、あくまでも手のハンドル操作と、足のフットスイッチで行うため、実際に切っている感触を手に感じることはない。しかし、治療数を重ねるなかで、疑似的に、感触が手に感じられるようになっていったという。

「モニタを通して、目から入る情報が圧倒的に多いのですが、それが蓄積されるなかで、実際に治療をしていると、切れない感触やひっかかる感触を感じるようになりました」

こうした努力を積み重ねるなかで、治療の時間も、少しずつ速くなっていった。

「今だったら20分もかからない治療が最初は5時間程度かかることも普通でした。難しい治療では、14時間かかった。でも、ＥＳＤは、内視鏡治療を変える存在になると確信していたので、前に進んでいきました」

●2007年に今の病院に異動

自分を信じて、そしてＥＳＤの可能性を信じて、嘱託という立場でありながら、一人ひとりの患者と向き合っていくなかで、大圃医師のもとには、その技術を学びたいという医師が一人、また一人とあらわれるようになっていく。

「僕自身、嘱託の身だから、雇うことなんてできないわけ(笑)。見学に来てもらったり、時々、僕のほうから出向くくらいしかできなかった。そうしているうちに、僕のところに来たいと言ってくれていた医師が『自分の病院で先生を迎えてチームを作ることができる』と誘ってくれて。その時点で、患者さんが増えすぎて、一人でやるのには限界が来ていた。それで2007年に、現在のNTT東日本関東病院に移ることにしました」

この病院の特質のひとつは、大学病院では、胃がん、食道がんなどと臓器別に分かれているケースが多いなか、消化器の中の消化管(口から肛門までの通路)全般の内視鏡治療を行っている点だ。

「僕は、胃だけとか、大腸だけとか、あまり細かくなりすぎないようにはしたかった。でも、どちらがいいかは良し悪しなんです。胃だけに専念すれば、胃のスペシャリストになれる。でも、つぶしがきかなくなる部分もある。一方、さまざまな臓器に携われば、分野は広がる分、それだけ知識などは浅くなる部分もある。これは難しいところですね」

大圃医師が率いる内視鏡のメンバーは、10人に増えた。直接の薫陶を受けて巣立った医師は10人おり、彼らの多くは週1回程度、OBとして後進の指導に当たっている。現在はスタッフを2つのチームに分けて、年間800件のESD治療を行う。今、大圃医師が力を注ぐのは、ESDの教育と普及だ。

「理想をいえば、ESDを誰もが簡単にできるようにして、初めて実戦した人でもあっという間にできる——そんな技術の革新を目指すべきだとは思います。そうしないと、技術の革新は止まってしまいますから。しかし個人的には、ESDの治療法は、この先、大きな変化は起こらないかなと思っています」

ESDについて、新しい電気メスの開発などに取り組む医師もいるが、大圃医師は、そこには今は、あまり興味を抱いていない。行きつくところまでいったと、実感しているからだ。

「昔は、道具などの開発に興味があり、数多く携わりました。でも今は、新しく出るものは、既存の物と似通ったものばかりなんですよ」

だからこそ今、力を入れるべきなのは、教育と普及だと考えているのだ。教育をしていくうえで、まず伝えているのは「個性は捨てろ」「完全コピーを目指せ」だ。

「僕と同じ船に乗って、同じチームで治療をする以上、同じ方向を見てもらわないと困るんです。そうしないと足し算にしかならなくて、掛け算にはならない。ですから、僕の分身を作るつもりで、指導をしています。猿真似を極めた後に個性は出てくると思っているんです」

一方、普及という面では、各病院の医師を招いて、勉強会を開催するなど、病院の垣根を越えて、その技術を伝えている。中国など海外からの招へいも多く、そこでも惜しみなく、ESDの治療法を伝授している。

「そもそも教えることが好きで、ついつい喋っちゃう(笑)」

現在、半日で約30人の初診患者が、かかりつけ医からの紹介状を持って、この病院を訪れる。その数が40人などになると「多いよ!」とボヤくこともあるという。しかし、大圃医師のチーム全員が、その言葉が本心でないことを知っている。

「初診の患者さんが少なくて、外来が少し早めに終わると、僕、機嫌が悪くなるんです(笑)。『何で紹介患者さんが少ないんだ!』と怒り出す。それってこの病院が必要とされていないってことじゃないですか」

大圃医師に「一番うれしい瞬間は、やはり治療後の患者さんの笑顔ですか？」と聞くと、

「患者さんは、その瞬間が嬉しいですよね。だから、それは嬉しい」と言ったうえで、屈託のない笑顔で、こう続けた。

「かかりつけ医から、僕の名前を宛先にした紹介状が届いた瞬間が、一番嬉しいんです。だって『大圃先生だったら何とかしてもらえる』と乞われて、紹介状を書いてくれているんですから。それって人から必要とされている訳ですから。すごく燃えますし、何とかしてあげようという気持ちになりますよね」

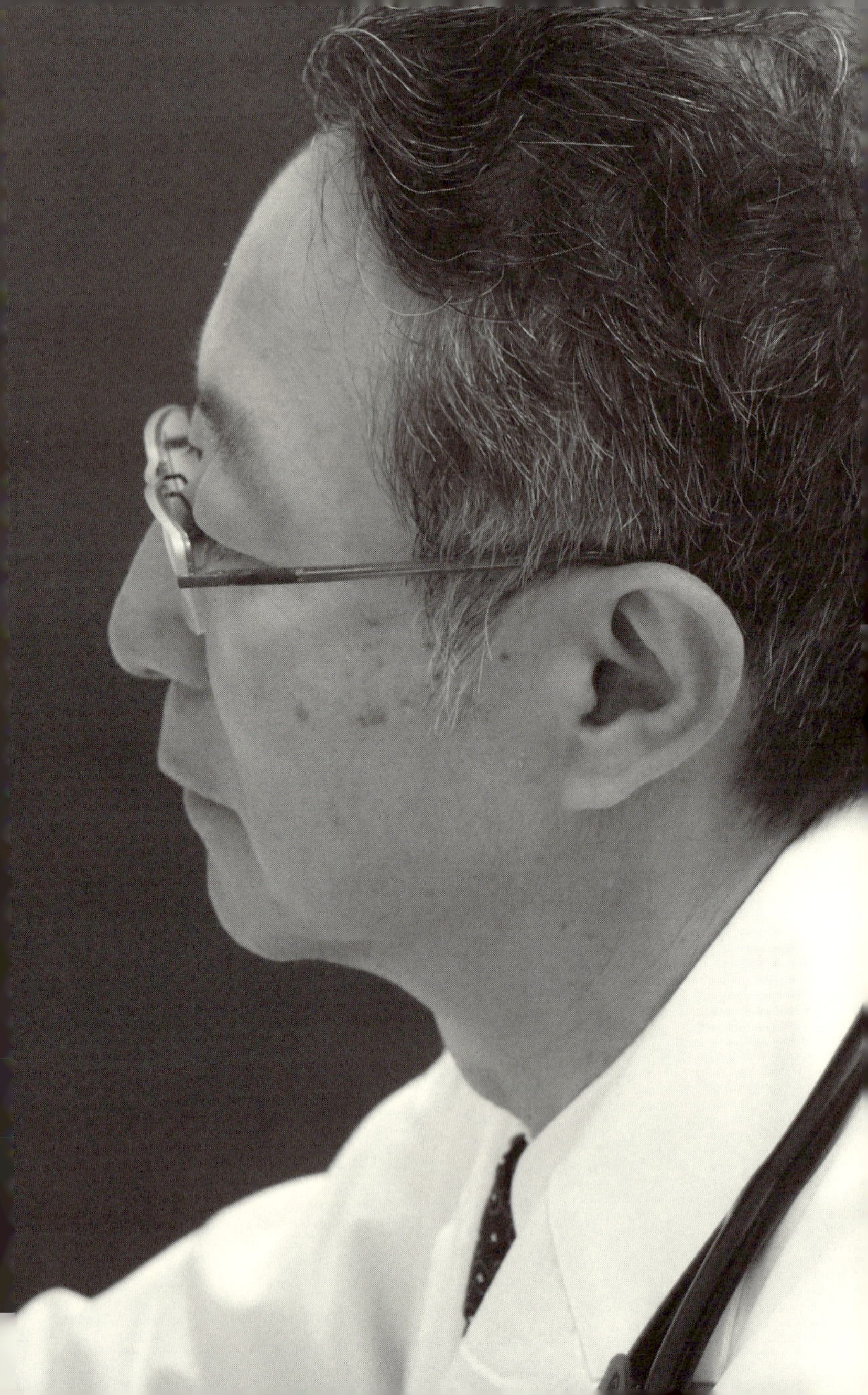

医師 赤石 誠

東海大学医学部付属東京病院
循環器内科教授、医学博士

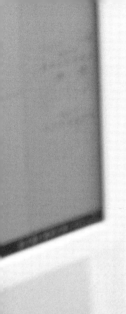

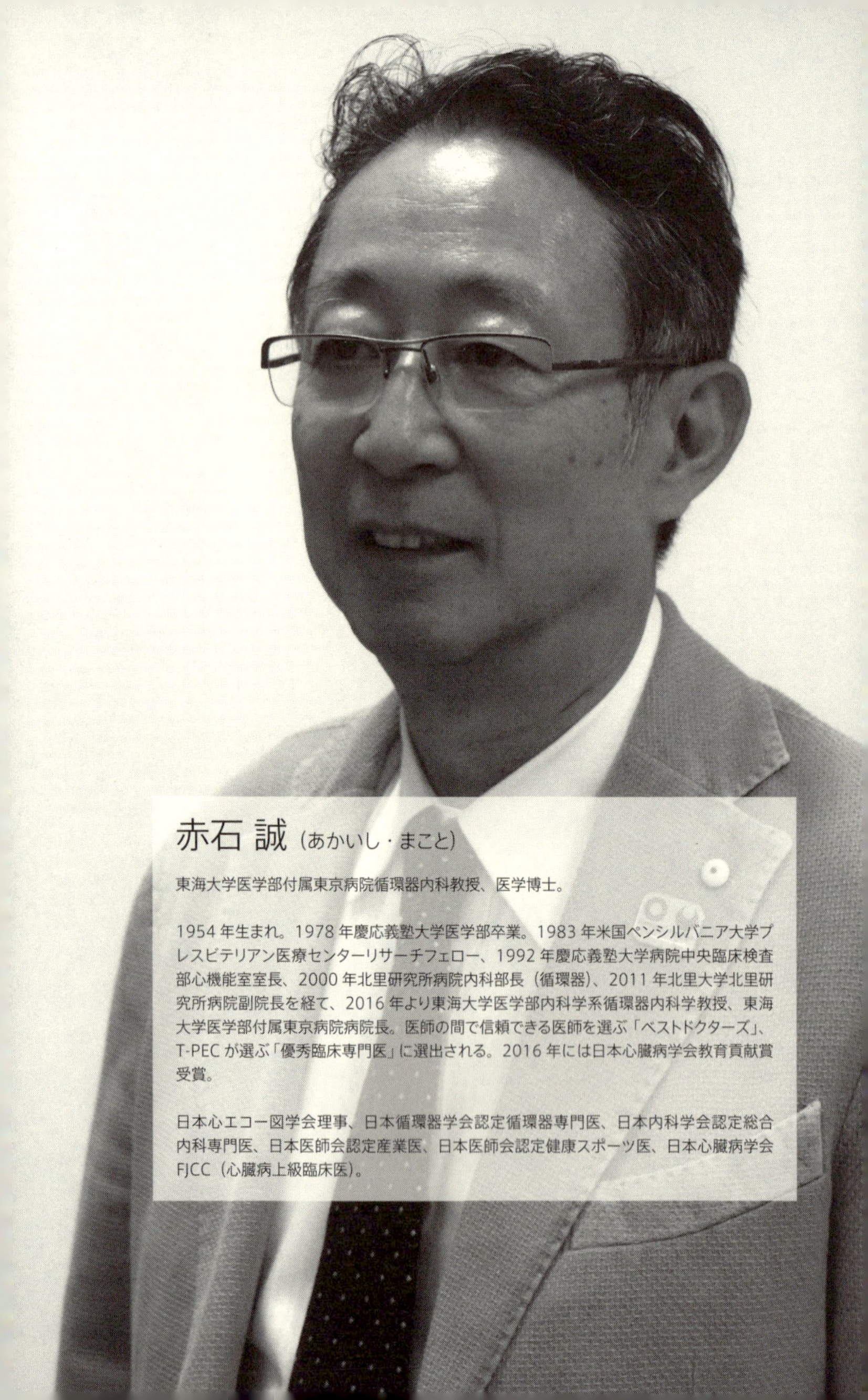

赤石 誠（あかいし・まこと）

東海大学医学部付属東京病院循環器内科教授、医学博士。

1954 年生まれ。1978 年慶応義塾大学医学部卒業。1983 年米国ペンシルバニア大学プレスビテリアン医療センターリサーチフェロー、1992 年慶応義塾大学病院中央臨床検査部心機能室室長、2000 年北里研究所病院内科部長（循環器）、2011 年北里大学北里研究所病院副院長を経て、2016 年より東海大学医学部内科学系循環器内科学教授、東海大学医学部付属東京病院病院長。医師の間で信頼できる医師を選ぶ「ベストドクターズ」、T-PEC が選ぶ「優秀臨床専門医」に選出される。2016 年には日本心臓病学会教育貢献賞受賞。

日本心エコー図学会理事、日本循環器学会認定循環器専門医、日本内科学会認定総合内科専門医、日本医師会認定産業医、日本医師会認定健康スポーツ医、日本心臓病学会 FJCC（心臓病上級臨床医）。

循環器内科では、狭心症や心筋梗塞、心臓弁膜症、不整脈、心筋症、動脈硬化、動脈瘤といった心臓および血管に関係する疾患を診る。循環器内科医は、まさに生死に関わる医療の最前線に立つ医師である。

東海大学医学部教授の赤石誠医師は、内科医は、単に技術・技能に長けているだけではいけないという考えを持つ。それに加えて要求されるもの――それは、幅広い人間性の滋養だというのである。

「学ぶ」というとき、私たちは「教育」と「研修」という言葉を使う。はたして、両者はどう違うのか。

「研修というのは、学問や技能を磨き修得すること。特に職務に対する理解を深め、習熟するために学習することなんです。一方、教育は、他人に対して意図的な働きかけを行うことによって、その人間を望ましい方向へ変化させること。広義的には、人間形成に作用するすべての精神的影響をいうんです。それゆえ私は教育にこだわって、これまでの医師人生を歩んできました」と赤石医師は語る。

彼が「教育」をする上で、大切にしていることは何か。

赤石医師は、1960年、慶應義塾の小学校である慶應義塾幼稚舎に入学し、そのまま大学まで慶應義塾の中で過ごした。

●赤石医師の教育の姿勢は『半学半教』と『社中協力』にある

慶應義塾は、日本でも際立って学風を大切にした学校として知られる。これは、福澤諭吉が慶應義塾という学塾を創設した時の塾訓と、福澤の門下生たちが延々と築いてきた塾風によるものである。それだけに、慶應義塾の教育の中には、一貫したブレない価値観が存在する。そしてここで学ぶ者たちは、その価値観を身に付けていく。赤石医師もまた、その一人であった。

「一貫した価値観の中に『半学半教』と『社中協力』というものがあります。私の教育に対する姿勢は、この2つの価値観に大きな影響を受けています」

慶應義塾のホームページには「福澤諭吉と慶應義塾の精神」として、この2つの言葉が紹介されている。ここで引用したい。

半学半教とは「教える者と学ぶ者との師弟の分を定めず、先に学んだ者が後で学ぼうとする者を教える。教員と学生も半分は教えて、半分は学び続ける存在という、草創期からの精神」とある。

一方、社中協力は「社中は、学生・卒業生・教職員など、すべての義塾関係者の総称。塾の運営を経済的に支えている『慶應義塾維持会』など、社中の協力は義塾の誇るべき伝統」とある。

赤石医師は1987年、33歳のとき、慶應義塾大学病院の循環器内科のチーフに抜擢されると、循環器内科病棟のルールをまとめたマニュアル本作りに尽力し、それを教育の柱にした。その結果、循環器内科全体の底上げに大きな貢献を果たすことになる。

そのマニュアルには「半学半教」と「社中協力」の価値観が宿っていた――。

赤石医師は幼少期から成績がよく、高校、大学でも常に首席争いを演じるほどの秀才であった。しかし、医学部進学にはあまり興味がなく、中学高校時代は、文芸部、美術部などに所属し、将来は小説家になりたいという夢を持っていた。また、小学校から慶應という枠の中にいたので、大学は受験をして慶應以外の大学に行きたいという漠然とした考えも抱いたこともあったという。ただ、成績が良いから自校の医学部に推薦で進学するという選択は、安易な道を選ぶ自分への後ろめたさがあったという。文学部志望という志望届を提出した後に、担任の物理の先生から、「医学部に行きたくてもいけない人もいるのに、お前は行けるんだ。お前は社会を知るべきだ。医者になることで視野は広がる。小説家になるのは医者になってからでも遅くないし、北杜夫だってなだいなだだって医者になってから小説書いているぞ。いいから、志望届を医学部と書き直して、再提出しなさい」と言われる。

●循環器内科の先生に〝一目ぼれ〟し、その道を目指すことに

その言葉に従い、医学部に進んだ赤石医師だったが、では、どの科に進むかについては、なかなか決められずにいた。大学の臨床講義で、循環器内科のある先生に〝一目ぼれ〟してしまう。それが中村芳郎助教授であった。

「アメリカ帰りの頭が切れる臨床医という感じで、派手な柄物のジャケットを着て、颯爽とされていたんです。大学の医者は、黒縁の眼鏡をかけて、髪の毛ぼさぼさで、よれよれ

の白衣を着て学者らしい恰好をしているものであるというのが、当時の社会の認識でした。だから、中村先生は内科の中では、異色の存在で、むしろ浮いた存在でもあったのですが、そこに惹かれたんです」

当時、赤石医師は、色々な診療科から誘いを受けていた。しかし、彼は循環器内科に行きたかった。しかし、中村先生からの誘いはなかった。1978年、中村助教授と大学の階段ですれちがったとき、中村助教授が「年賀状ありがとう」と声をかけてくれ、そこで「大学院に来い」と誘いを受けた。誘われないのに行くわけにはいかない、それが当時の気持ちであったという。

1978年、慶應義塾大学医学部を卒業すると、彼は循環器内科大学院に進んだ。当時の内科は、今とはまったく違う存在であった。当時は「内科、本道。外科、外道」といわれ、内科医が医の道の中心であるという価値観があった。慶應の内科学教室入局に際しては、選抜試験が行われていたのである。だから、慶應義塾大学医学部を卒業しても、慶應の内科学教室に入局を許されず、関連病院で研修を行わざるを得ない先生たちもいた。彼らは、最後まで大学の医局には戻ってこなかった。そんな時代なので、内科全体の入局者は20人

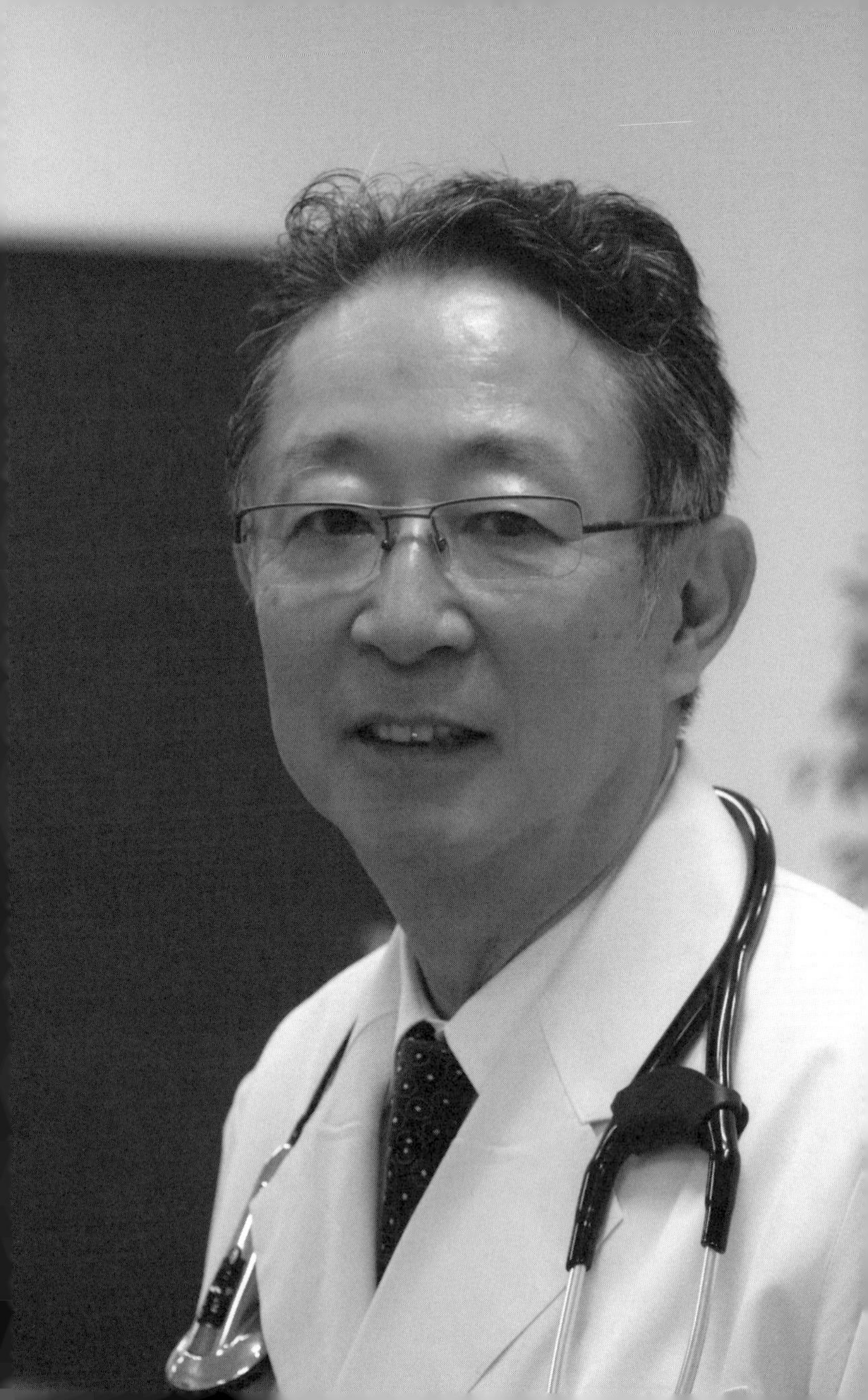

を割り込んでいた。

●弱小グループの循環器内科だったから、マンツーマン指導が受けられた

それだけに当時の循環器内科は、弱小グループそのものであり、そのグループを率いているのは、教授ではなく助教授であった。しかしながら、人数の少ない組織だったからこそ、赤石医師はマンツーマンの指導が受けられた。

「大学院1年生のとき、秋月哲史先生という方が循環器内科の病棟のチーフだったのですが、私に直接指導をしてくれました。24時間365日にわたる指導が、今の私の臨床の基礎を築いたと実感しています」

中村助教授からは、内科学を学ぶ上で欠かせない多くの教科書を読破することを指示された。そのほか、循環器内科の患者を疾患別にまとめる作業も、大学院生の仕事として与えられた。彼は、夜な夜な患者のカルテを取り出し、表にまとめた。その結果、入院カンファレンスで患者が入院してくると、その名前を見ただけで、その患者の病歴や検査結果をすらすらと言えるようになっていた。担当医も、彼に病歴を尋ねるようなありさまであっ

た。赤石医師は、一番若輩であるにも拘わらず、一目置かれる存在になっていった。

その一方で、彼は出しゃばらないように気を遣った。当時、大学院生は、先輩の実験の手伝い、研究室の雑用が当然の日課であった。その過程で彼は、データの取り合いや論文のauthorshipの争いが仲違いを生み出すこと見てきた。彼は仲良くやることを重要視し、和やかな場を作る努力をした。

そうした「ちゃんとやっていれば、みんな見ているから、淡々とやれ」と教えてくれたのは、慶應義塾大学元常任理事　山崎　元先生である。赤石医師は、山崎先生に教わったことを今でも実践しているという。多くの先輩を飛び越して、卒業5年目、29歳でアメリカ留学の機会を与えられたのは、指導者たちが、そんな彼の態度を評価した結果であった。

●人生観の形成に大きな影響を受けた留学時代

1983年、医学博士を取得して、赤石医師は、フィラデルフィアのペンシルバニア大学プレスビテリアン医療センターに留学をする。最初は人間関係もぎこちなかったが、半年もするうちにみんなとも打ち解けることができた。帰国する時には、循環器内科全体でダウンタウンのレストランを借り切って、彼のためのサプライズお別れパーティを開いてくれた。これは、いかに彼が人気者であったかを物語っているエピソードと言えよう。

「人と交わり、違う文化に溶け込み、みんなから受け入れられたということは、私に大きな自信を与えてくれました。裏表のない行動、明るいふるまいは文化や言語が異なる世界でも通用する。私にとって2年間の留学生活は、業績面でも満足できるものでしたが、それ以上に、私の人生観の形成に大きなインパクトを残してくれました。」

帰国から2年後、赤石医師は、循環器内科病棟のチーフとして1987年慶應病院の新棟開院に合わせた循環器内科病棟立ち上げを行った。新病棟開院の日は、現場は〝大混乱〟であった。

●新病棟開院前は、すべての運用に明確なルールはなかった

新病棟開院前の、古い病院の頃は、すべての運用は慣例で決まっていた。例えば、入院の順番を決めるのは、入院事務員が担っていたが、そこには明確なルールは存在していなかった。ある先生から「この患者さんを入院させたい」という連絡が入ったとする。その後、

もっと偉い立場の先生から「この患者、急いで入院させてくれ」という連絡が入ると、事務員は後者の患者を先に入院させていた。まさに忖度である。その結果、通常の順番で待っている患者はなかなか入院の順番が回ってこない事態が起こっていた。でも、多くの医師たちは「ルールがなくても、うまく回っている」と思い込んでいた。

新しい病棟ができたばかりということもあり、看護師もオーベン（研修医を教える指導医）も、あらゆることに対して病棟チーフに相談を持ち掛けてきた。

「○○はどうしますか」と聞かれたときも、いちいち具体的に指示をしないと回らないという世界であった。例えば、こんな具合に指示するのである。

「それは、依頼票を書いて。だけどそれだけだと話が通らないから内線○○に電話して、○○さんに直接お願いすることも忘れないで」、あるいは「採血して、それを自分で検査室へ届けて。結果は電話で問い合わせること。催促しないと遅くなるよ。循環器内科の検査は最優先でやってもらって」――。赤石医師の指示は細かかった。病棟の患者がすべて同じ水準で治療されることが重要であった。薬剤の希釈濃度は常に一定にすることをルールにした。どの患者に対しても投与量を間違えないようにするためである。

●細かく決めていったルールは紙に書きマニュアル化をはかった

赤石医師は、こうした細かなことを、循環器内科病棟のマニュアルとして紙に書き、コピーをして研修医に配布した。

患者のための病棟作りを心がけ、退院するときに患者に渡す「退院カード」を作った。このカードには、退院時処方、主治医名、そして緊急時の慶應病院循環器病棟直通電話番号が記載されていた。この退院カードは患者に安心を与え、患者に大好評であった。

こうして循環器内科病棟のマニュアルは、さまざまな視点からまとめられていった。カンファレンスの日程と場所、外来のスケジュール表、緊急時の連絡先、緊急入院のオーダー手順、急変時の処置などを記載した。

その結果、病棟医(オーベン)は、マニュアルどおりに診療、処置を行うようになっていった。このマニュアルを赤石医師は、４か月ごとに改訂していった。

中村助教授の回診の時に、病棟医は「なぜ、それをするのか」と質問を受ける。マニュアルをただこなしているだけでは、答えられない。そこで、回診対策として、その診療行為の根拠となる理由と文献をマニュアルに記載した。

●当初16ページあったマニュアルは8年間で200ページ以上に

このマニュアルの第一版はA5版で16ページであったが、改訂していくうちに8年間で、200ページ以上となった。赤石医師は最初から最後まで、すべて一人で作成することにこだわった。これには明確な理由がある。このマニュアルの前書きに、こう書かれている。

「このマニュアルは、著者が実際に毎日診療しているそのものである。最初から最後まで一人で書くことに執着したのは、診療に一貫性が重要であるといつも思っているからであり、マニュアルを通して1人の循環器内科医を知り、私の後輩に循環器内科医の考え方の1例を示し、これを読んだ医師が、このマニュアルから何かを得て読者自身の哲学に裏打ちされた医学を得てもらいたいからにほかならない」——。

この言葉は、赤石医師の礎になっている「半学半教」と「社中協力」の価値観の集積といえよう。

このマニュアルは、患者への向き合い方にも触れている。それは、赤石医師の後輩たちへのメッセージでもある。

「循環器疾患のみならず、多くの疾患には医学の力が及ばないものも多いわけです。この死にゆく患者さんに接するとき、そのご家族に接するとき、私たち医師は、どのように対応すべきなのか。上智大学名誉教授のAlfons Deekensは、医師ができうることは、患者に生への手助けを『する』ことではなく、臨死者が死を受容できるように『いる』ことであると言っています。『いる』ことの重要性は、可視化された結果を追い求める現代医学には似つかわしくないかも知れませんが、医者と患者の間にそしてその家族との間に無言のうちに存在しています。心肺蘇生、ポスミンの心注、ドプタミンの点滴も『いる』ことができた医師により行われるのであり、『いる』ことの重みを増すために行われるという場合もあると思います。医師は、臨終のときに患者とその家族に『死』に対して大いなる受容を与える偉大なコンダクターでなくてはならないと思います」と語る。

●医学は、真実の解明ではなく、患者を治すことが目的

また、医師は常に患者の側に立ち、患者が他人にいえないさまざまな問題を抱えている可能性をいつでも念頭において、思いやりと哲学をもって医学を実践して欲しいというメッセージもつけ加えている。

ここにそのメッセージを抜粋する。

「医学と科学の最も重要な相違は、目的の相違である。医学はあくまでも社会からの要求の上に成り立つ実学であり、患者を治すことを目的としている。一方、科学の目的は真理の追究である。真実が解明できなくても患者が治れば目的は達成されているのである。患者が治らないのに真実を追究することは、医学を支えてくれている社会に対する冒瀆である。将来の社会のためという大義名分のもとに、今の目の前の患者を通じて真実の追究をはかることは医学とはいえない。しかし、医学の進歩のためにそのようなことが必要になる場合があるかもしれない。その場合には、患者の理解と同意を取りつけ、医学という名の科学を行っていることをしっかり認識して行うべきである」――。

実は、この「目的」を明確にするという行為は、慶應義塾の創立者・福沢諭吉の教えから

得たものである。

「慶應の中学生時代、社会科の先生が授業で、慶應義塾の目的について講義をしたことがありました。それは『気品の源泉、知徳の模範たらん』というものなのですが、私が驚いたのは、学校に目的があることでした。福澤先生は、この学校を作る目的を明確に示していた。行動するために、目的をあらかじめ明確にすることに感動しました。ですから、臨床の現場においても、教育の現場においても、常に目的を明らかにすることを指導しています。目的を明らかにすると、おのずと方法が決まります」

●よい内科医とは、多くの知識を持っている人をいうのではない

赤石医師にとって「よい内科医」とは、どのような人間像なのか。

「よい内科医とは、ただ、多くの知識を知っているということではないと思います。細かい知識をたくさん知っていても、正しく利用できなくては意味がありません。情報をたくさん集めても、正しい診断や適切な治療につながらないこともあります。新しいことが優れた医療であるとは限らないのです。私は、それらの知識や情報の重みづけをし、それら

を有機的に融合させ、患者が求めることを的確に示すことができる医師が、よい内科医であると思います。」

福澤諭吉の言葉の中に、次のような文言がある。

「名誉に対する欲望の何人にも大なればなり、求めずして自然に至る名誉こそ、真の名誉となすべきなり」というものだ。

名誉とは、天から与えられるものであることを説いている。例えば、下手な木像に金箔を塗るようなもので、すぐに剥げる。剥げればもっと見苦しくなる。

しかし、その本体が名木であり、名作であれば、金箔の飾りはなくても、世人の尊敬はいつしか燦然と光を放つにいたる。しかもその箔は絶対に剥げない。剥げるようでは、まだまだ本物ではないのである。この本当の名誉を求めることこそ重要であると、福澤諭吉は説いている。

まさに、赤石医師の生き方といえよう。

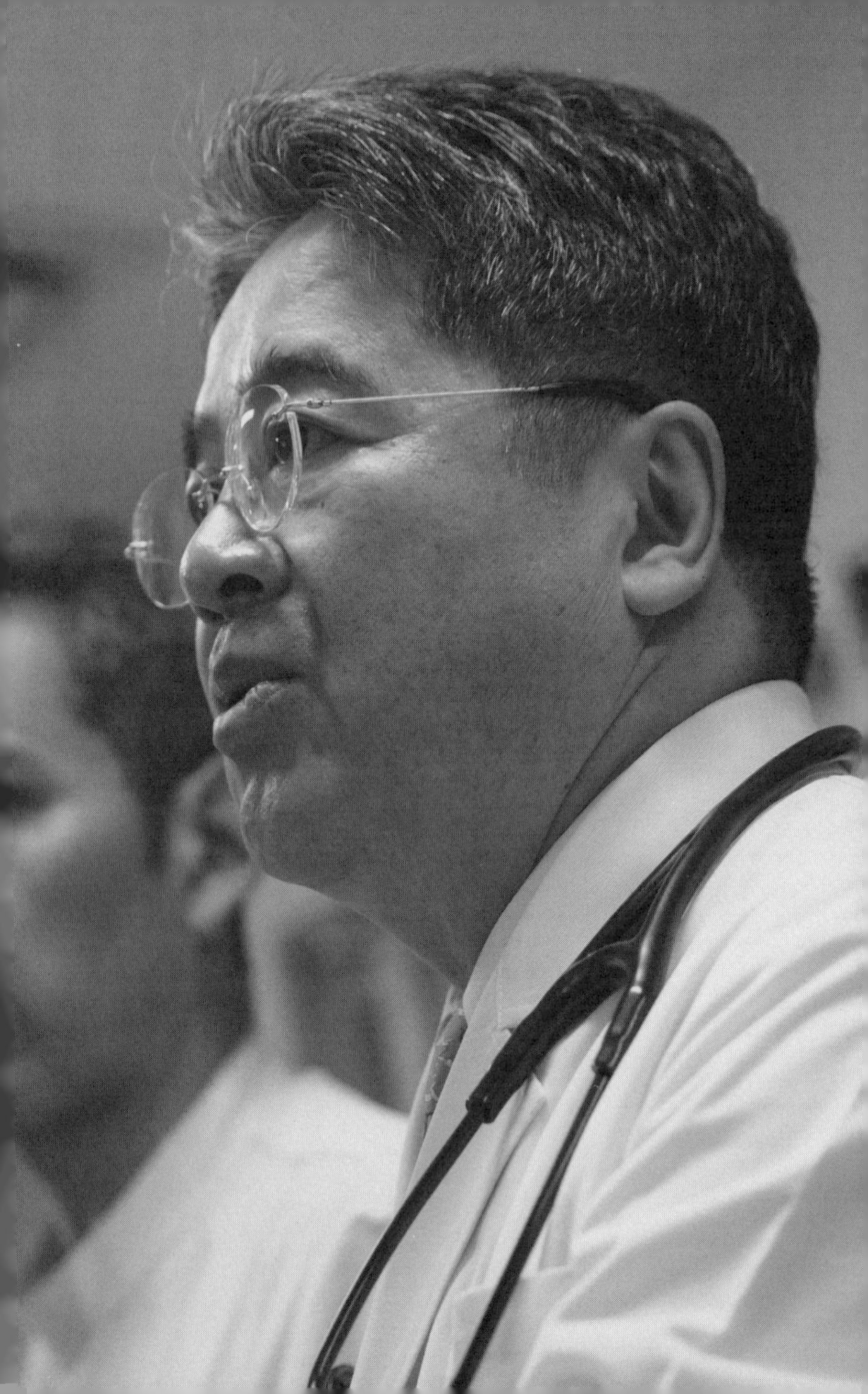

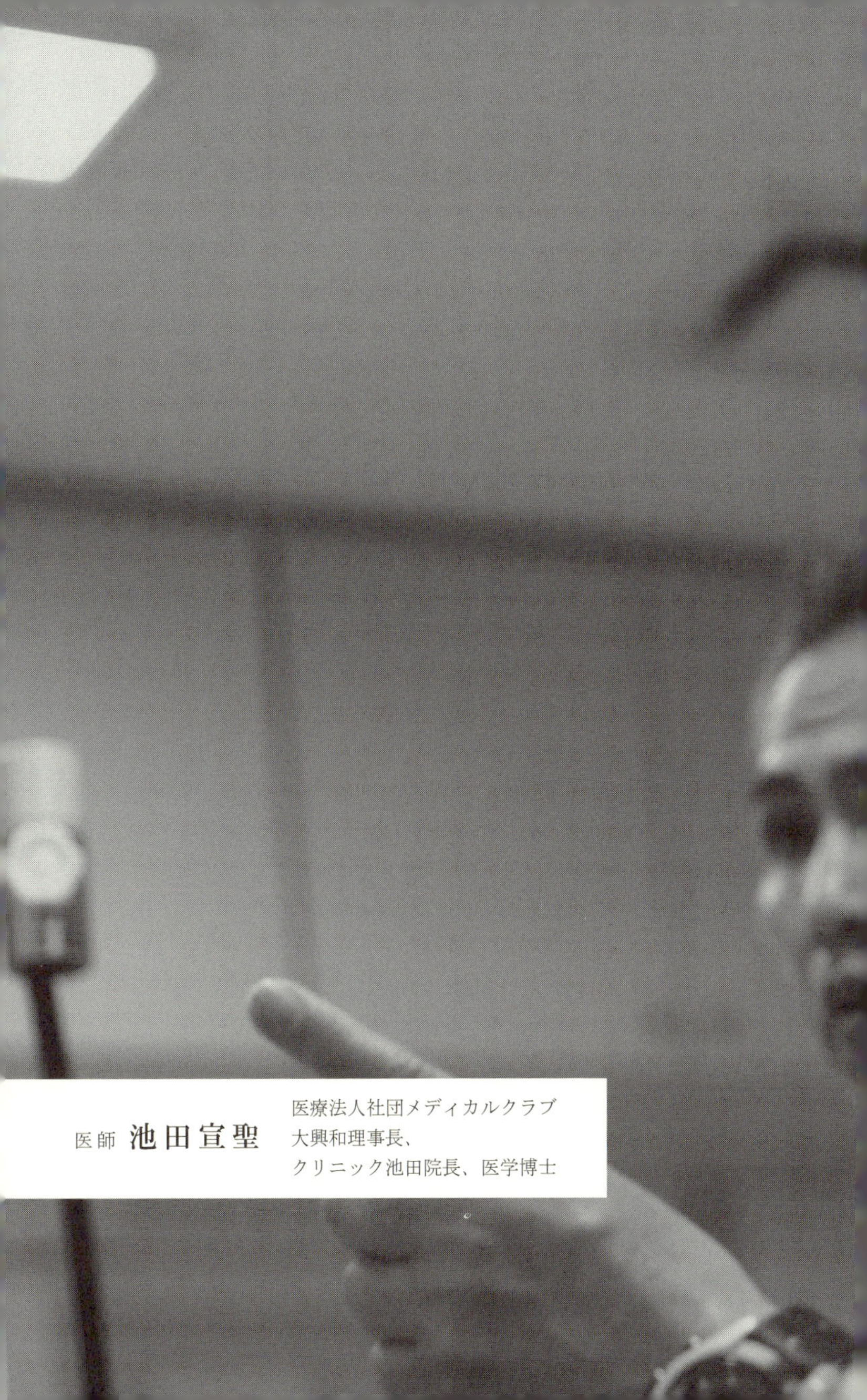

医師 **池田宣聖**

医療法人社団メディカルクラブ
大興和理事長、
クリニック池田院長、医学博士

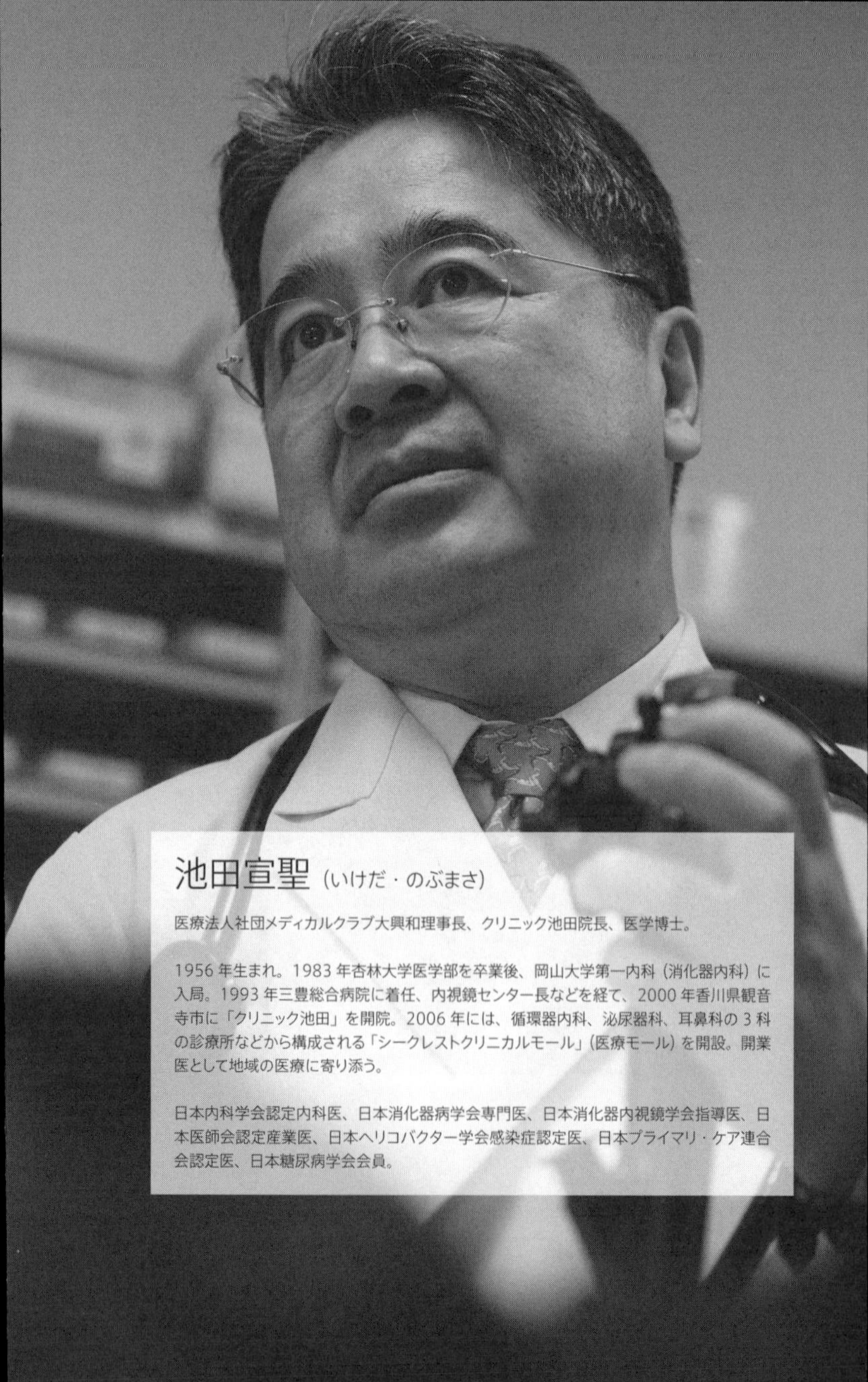

池田宣聖（いけだ・のぶまさ）

医療法人社団メディカルクラブ大興和理事長、クリニック池田院長、医学博士。

1956年生まれ。1983年杏林大学医学部を卒業後、岡山大学第一内科（消化器内科）に入局。1993年三豊総合病院に着任、内視鏡センター長などを経て、2000年香川県観音寺市に「クリニック池田」を開院。2006年には、循環器内科、泌尿器科、耳鼻科の3科の診療所などから構成される「シークレストクリニカルモール」（医療モール）を開設。開業医として地域の医療に寄り添う。

日本内科学会認定内科医、日本消化器病学会専門医、日本消化器内視鏡学会指導医、日本医師会認定産業医、日本ヘリコバクター学会感染症認定医、日本プライマリ・ケア連合会認定医、日本糖尿病学会会員。

「自分にできる人助け」の道は何だろうか――。

四国霊場第67番札所大興寺（香川県三豊市）の次男・池田宣聖《のぶまさ》医師は、人の心に寄り添い、人々の救いの場となっている実家を見ながら成長する中で、その答えを探り続けた。そして導き出したのが、医療の道であった。

1983年、杏林大学医学部を卒業後、岡山大学第一内科に入局。選んだのは、消化器内科だった。

「当時、日本の内視鏡の技術はかなり伸びてきており、その画像を見ることで、大腸がんなどが早く見つけられるようになっていました。病院の総合受付を見ていても『お腹が痛い』と、飛び込んでくる患者さんが多く、人間で一番多い疾患は、消化器系の痛みだと思っていました。内視鏡でがんを早期に発見し、にっこりと笑顔で退院していく患者さんを見る中で、自分は消化器内科の道を究める決意をしました」

1993年、地域の基幹病院である三豊総合病院に着任すると、池田医師は大きなプロジェクトに参加することになる。厚生省（現在の厚生労働省）によるがん研究JCOG共同研究班員になったのだ。

「患者さんに処方する抗がん剤の組み合わせは、大きな病院ごとで異なっており、そこには正解はありませんでした。JCOGでは、日本全国の患者さんの抗がん剤治療のデータをもとに、日本人のスタンダードな抗がん剤を作るという方針を打ち出し、僕はそれに共感したんです。やはり西洋人と日本人では、合う抗がん剤は違いますから。ある患者さんは亡くなるかもしれないけど、そのデータにより、次の患者さんに繋げては助かるかもしれない。その取り組みは、とても大切なものだと思えたのです」

全国13人の医師の中の1人として選ばれた池田医師は、抗がん剤治療の結果、亡くなった患者さんのデータも含め、積極的に論文を発表していった。しかし――。

「ほかの医師の中には、成功したデータのみを出して、自分の有能性をアピールしようとする人も少なくなかった。つまりネガティブデータは一切出さないわけです。それでは正しいプロトコルができるはずもない。そうした医師は、患者さんのことを思っているのではなくて、自分の成功や出世のことだけを考えているように、僕には感じられた。そういう場所に身を置きたくないと思いました。僕は田舎の医師です。患者さんの声をダイレクトに聞いていく、地場の医療を目指そうと決めました」

それには大きな病院に勤務するのではなく、開業医として、より、地域の医療に寄り添えるクリニックを立ち上げたほうがよいのではないか。2000年、池田医師は香川県観音寺市に、三豊市と観音寺市の〝三観地区〟の住民と寄り添う「クリニック池田」を開業した。

クリニック池田を開業する際、池田医師がひとつ決めたことがある。

それは、自分の専門分野である消化器系については、最終診断まで行うという点だ。これは開業した地域のクリニックでは、あまり見かけない取り組みだ。通常のクリニックでは、開業医が診断しても、最終的な治療の方向性は、紹介を受けた側の病院が決める。しかし、クリニック池田では、池田医師が治療の方向性を決めて、そのうえで、その治療ができる適切な病院に患者を送る。(東京へも紹介実績あり)

「みなさんこの地域の患者さんですから、家族構成含め、その人の背景まで把握できています。僕はそうした面も考慮しながら、治療法は決めるべきだという考えを持っています。

例えば、経済的な負担が掛けられない患者さんがいれば、その範囲内で、継続的にできる治療を取り入れる必要があるかもしれない。患者さんやそのご家族と話し合って、最適な治療法を探っています」

また、紹介先の病院についても、仕事中心の生活を送っているのであれば、遠くの病院ではなく、地場でよい病院を紹介するなどの配慮も欠かさない。

●最期の看取りは、自分の医院で行う

池田医師には、もうひとつ心に決めていることがある。紹介先の病院で、残念ながら治療が困難になった場合、最期の看取りは、クリニック池田で行うという点だ。

「私が開業した頃は、ほかのクリニックでも、ベッドを持っているところが多くありました。でも、その多くは、最期の看取りを避けて、大きな病院に送っている現状があった。その行為は、その病院を信用している患者さんやそのご家族を背くものだと、僕は思うんです。最期まで看取ることで、ご家族との信頼関係は持続する。ご家族の方から『ありがとうございました』と言われると、僕らの自尊心は保たれますし、この仕事を続けるパワーになります」

クリニック池田を開業して6年後、池田医師は「医療モール」を作った。循環器内科、泌

尿器科、耳鼻科の3科の診療所などから構成されるシークレストクリニカルモールを開設したのだ。モールは消化器内科を軸とするクリニック池田と同じ建物内で行き来でき、患者は1度の通院で複数科を受診できるようになった。

●医療モールを開設したのは「知ったかぶりの医療をしたくない」から

医療モールの開設の背景には、池田医師の「知ったかぶりの医療はしたくない」という強い思いがあった。

「開業医に対して、患者さんが求めるのはオールマイティさだと思います。でも、開業医にも、それぞれ得意・不得意分野が必ずある、僕にしても、消化器内科は得意ですが、すべての分野について、絶対的な自信があるかと言われれば、そうとは言い切れない。医療モールを作る前は、自分の専門外の分野については、ほかの病院を紹介する形を取っていましたが、患者さんは、私に診て欲しいと思っているわけですから、あまりいい気分じゃないわけです。『先生がわからないなら、我慢するわ』と言われることもあって、それがつらかった。『先生、泌尿器科があったらうれしい』といった要望もありました。それで、ほかの分野の専門医を呼んで、医療モールを作ることにしたんです」

こうした医療モールは、診療所間の利害対立などで運営は難しいといわれる。池田医師は、開業医の人選には、相当な注意を払っている。

「開業医というのは、大きな病院でうまくやれなかった人が、開業の道を選ぶケースも多いんです。でも本来、開業医というのは、ほかの病院との連携も必要不可欠で、共同意識を持つことが求められます。診療スタンスを見極めるために、まずは当医院で一緒に働いてもらって、それを経て判断しています」

●池田医師の圧倒的な集客力によって、診療所間の利害関係は皆無

クリニック池田の圧倒的な集客力も、診療所間の利害関係を生まない大きな要因になっている。開業医にとって、スタートダッシュ時に、いかに患者さんを集めるかは、大きな課題であることは間違いない。その点、2000年の開業以来、クリニックとして、絶大な信頼を得ている池田医師が開設した医療モールには、黙っていても、患者さんは足を運ぶ。医療モールの診療所にとって、これほどありがたい話はないだろう。

専門性を特化したことで、医師側にも大きなプラス効果がある。

「大きな病院に勤めているような感覚で、自分の得意分野に集中できることで、自信をもって、患者さんと向き合えるようになるんです。知ったかぶりの治療というのは、後ろめたいですし、医者にとって大きなストレスになりますから」

高い水準の医療を提供するために、特にこだわっているのが画像診断装置だ。高精細内視鏡システム、1・5テスラMRI、ヘリカルCTなどの最先端医療機器をそろえている。興味深いのは、これらの機器は、モール内の診療所と共同利用し、紹介料を取らないようにしている点だ。

「僕の診療所だけではなく、ほかの診療所でも使えるようにすれば、その分、機器の利用頻度は増えますから、大きな投資もよりしやすくなるのです。開業医にとっても、自分では購入できない高価な医療機器を使えるのは大きなメリットになります」

●CTなどの画像データは、紹介先の病院でも共有する

池田医師は、こうした画像データについて、モール内はもちろん、地域の基幹病院であ

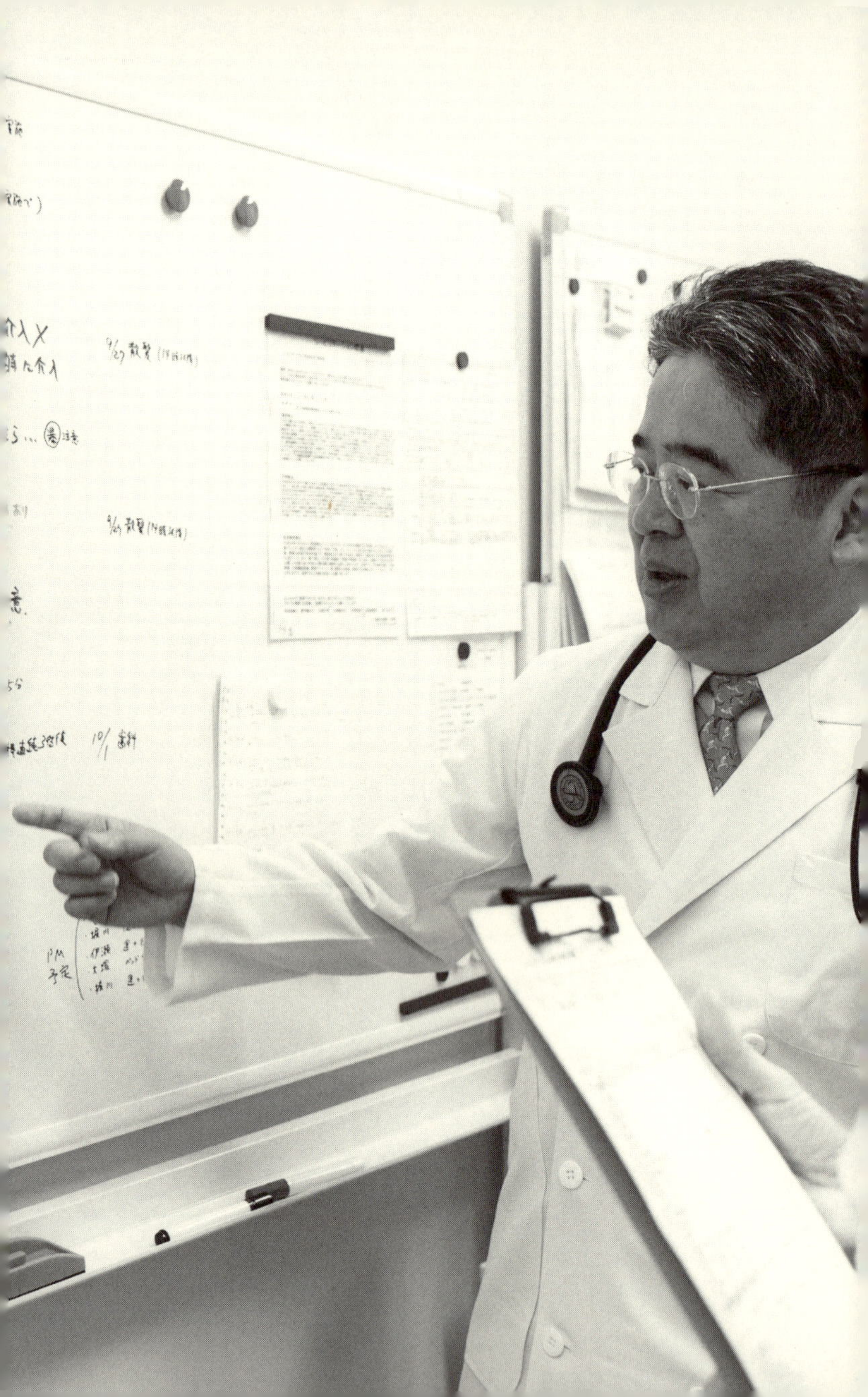

る三豊総合病院とも遠隔医療ネットワークを結び、その共有を推し進めている。日本の医療システムは、クリニックでCTを取ったとしても、大きな病院での再診断が必要と判断されると、その紹介先の病院で、再びCTを取るのが基本だ。

「それって患者さんの臨床的および経済的負担を強いることになります。僕たちは、画質のよい画像を提供できるので、紹介先でもう一度同じ検査をする必要はないんです。これはスピーディな連携という点でも有効で、患者さんを紹介先の病院に送る前に、画像データを送っておくことで、治療にあたって十分な事前準備をすることができます」

また同モールでは、血液の自動分析装置も導入し、大きな病院と同じように、検体採取後1時間弱で測定できるようにしている。血液検査の結果は、その日に知ることが、何よりの大事だと考えるからだ。

「その日や前日に何を食べていたかで、血液検査の結果は相当変わってくるんです。私たちは、前日に食べたものは、何とか記憶しているものです。つまり、その日のうちに血液検査の結果が出れば、自分の生活環境を改善するためのヒントを得ることができる。次の来院時に『1か月前の血液検査の結果ですが』と説明するクリニックもありますが、あまり意味がないんですよ」

その日のうちに血液検査の結果が出るのは、患者の不安を抑えられるメリットもある。「患者さんは、どんな結果が出るのか不安なわけです。数日もかかってしまったら、何も手につかなくなる。患者さんの立場になれば、その時間をできるだけ短くする努力をするのは、至極当然のこと。早く結果が出れば、治療もすぐに始められますし」

こうした画像データや血液データは、クリニック池田を開業した00年当初から、患者さんにも積極的に渡してきた。今現在は、こうした光景は一般的になっているが、当時はありえなかった。しかし池田医師は、ほかの病院の医師が、その画像データなどを見て、あらたに気づくことがあれば、それは患者にとってプラスなことだと考えたのだ。

●地域の開業医との連携を深めることにも尽力

池田医師は、地域の開業医との連携を深めることにも、尽力している。現在、若手の開業医10数名からなる「言友会」を発足し、勉強会などを積極的に開催。そこでは「好きに発言してよい」というルールを設けており、メンバーそれぞれが自由に発言しているという。

池田医師は、こうした開業医にも、画像診断装置や血液の自動分析装置が使えるように門戸を開いている。

「開業医からの紹介を受けて、当院に患者さんが来て、CTなどを取れる仕組みを整えています。もちろん、それが終われば、データとともに患者さんはその開業医のもとに返しています」

こうしてみていくと、クリニック池田を中心に、その外側に医療モールの診療所が取り巻き、さらにその外側に地域の開業医たちが取り巻いているのがわかる。なぜ、地域の開業医とまで連携を深めようとしているのか。

「僕は1人の患者さんに対して、1か月に1度は診るスタンスです。そうすると、顔色を見るだけで、健康状態を把握できるからです。3か月に1度では、データを見ているのに過ぎず、それでは患者さんが安心して暮らすことはできない――それが僕の考え方です。今、僕一人で月3000人弱の患者さんを診ていますが、もうこれ以上の人数を抱えることは、難しくなっている。だから地域の開業医にも紹介できる仕組みを作っているんです」

●医療モールは、地域のコミュニケーションの場でもある

同モールは、モダンな内外装を施し、ホテルのラウンジのようで、とても診療所とは思えない雰囲気だ。実際、カフェスペースも併設されている。そこには「地域のコミュニティの場として利用してもらいたい」という思いがある。

「がんかと思って、僕のところで検査した結果、何でもなかったとき、みなさん、ここで一息つきたいんですよ。実際、みなさん顔見知りも多いから、互いに『今日は大丈夫だったんよー！』などと会話をしています。こうした憩いの場って、田舎にはあまりありませんから、好きなように利用してほしいですね」

また、診療所だけではなく、ネイルサロンも併設している。これは池田医師の章子夫人のアイデアだ。

「たとえ病気であっても、女性の患者は綺麗でいたいと思う。がんで髪の毛が抜けても、ネイルはできる。そうしたアイデアは私には思いつきませんから、とても助かっています」

●池田医師の理念に共鳴できる人とだけ組む

池田医師の理念は「好きで病気になった人はいない。その人からお金をもらって生活していることは忘れるな」だ。この理念を共有できないところとは、決して手を組まない。同モールの敷地内には、薬局もあるが、池田医師は過去に一度、その薬局を変えている。この理念に反する行為をしたからだ。

「患者さんは、来院時は各医院の窓口に来ますが、帰るときは、薬局に最後寄ることがほとんどです。その薬局がいい加減だと、患者さんは『この病院はダメだ』と思うかもしれない。その薬局は、利益幅に目がくらんで、患者さんに出すべきではない薬を置いていた。僕は3回注意しましたが、それでも改めなかった。それで話しあいのすえ、閉店していただいたのです」

最近では、紹介先の大きな病院は、基幹地域の基幹病院である三豊総合病院だけではなく、岡山大学、あるいは東京の女子医大病院など遠方も候補としている。ひと昔前よりも交通の便もよくなり、患者さんの抵抗がなくなってきているからだ。さらに最近では、患者さんの医療に関する知識は向上しており、患者の満足度を上げるためにも、全国の病院に紹介できる取り組みは大切だという。

●患者さんの要望から開設した介護施設

2000年にクリニック池田を開業し、2006年に医療モールを立ち上げた池田医師は、2017年、介護複合型施設「大興和の杜」を設立した。

「僕が医療モールを作ったのは、患者さんの要望に応えるためだったと言えますが、介護施設も、患者さんの要望なんですよ。『介護施設に入ることになったから、今日でお別れです』と、寂しい顔をする患者さんも多かった。最期の看取りまでするのであれば、介護施設も必要かなと。それで作ったんです」

ずっとがんと向き合ってきた池田医師が、長く取り組んでいるテーマがある。胃がんの撲滅である。

「胃がんの大きなリスクといえば、ピロリ菌の感染が挙げられます。胃がんは胃粘膜や上皮細胞の慢性的な炎症によって発生しますが、その大きな原因がピロリ菌の出す毒素による炎症だからです。炎症が慢性化して胃粘膜が萎縮してくると、胃がんになるリスクが高まるんです。それゆえに、ピロリ菌対策が重要になってくるのですが、胃粘膜が萎縮するまでには感染から長い時間を要するので、中学3年生の段階で感染がわかり、萎縮する前に除菌できれば、将来、胃がんになるリスクをかなり低くすることができるんです。僕は長年、若い世代における検査と除菌の有効性を訴えてきたんです」

その努力が、今年度（18年度）、実を結んだ。観音寺と三豊両市の中学3年生の計約1000人を対象に、公費で感染の有無を調べる事業がスタートすることになったのだ。このことは、地元の新聞でも大きく取り上げられた。

「僕だけではなく、地元の医師会が一丸となって両市に働きかけた結果です。市町単位の実施は、香川県内では初めてのことなので、とても嬉しいですね。30年先、もしかしたら、この地域から、胃がんが将来的に消えているかもしれない。今僕は62歳ですから、見届けることができるかな？」

池田医師の取り組みは、これだけにとどまらない。患者のデータを集めて、地域独特の疾患を特定していこうという取り組みも始めている。

「地域には、独特の食文化などもあります。例えば、三観地区はうどんの消費量が多いわけです。地域の病院が協力しあって、患者さんのデータを集めていけば、そこから地域の医療情報が共有できるようになると思うんです。そうすれば、この地域にあった、健康のための指南をすることができるようになります」

池田医師は、相当な覚悟をもって、地域の人々に寄り沿おうとしている。取材中、何度も「自分の時間が取れないのは、相当きついんやけどね」と、正直な気持ちも吐露していた。しかしそれでも、池田医師は、今日も患者を診続ける。

「患者さんの中には、僕の子どもの頃を知っているお爺ちゃんやお婆ちゃんもいます。もう全員家族の一員なんですよ。だから僕は医師を続けることができるんです」

もし東京で医師をしていたら――。そんな質問をすると、池田医師は「おそらく定時で診察を終えて家に帰る医者になっていましたよ」と笑った。そして、こう続けた。

「地域を愛する気持ちは、僕だけじゃないんです。スタッフもみんな同じ気持ちを持っている。時々、大学病院から応援の医師が来るのですが、その医師が帰るとき、看護師は、自発的に外まで出向いて『ありがとうございました』と言っている。そこには『この地域のためにも、この組織を守りたい』という意識があるのだと、僕は思う。その姿を見たとき、この組織は大丈夫だ、と確信しました」

第
2
章

医療業界への支援

対
談

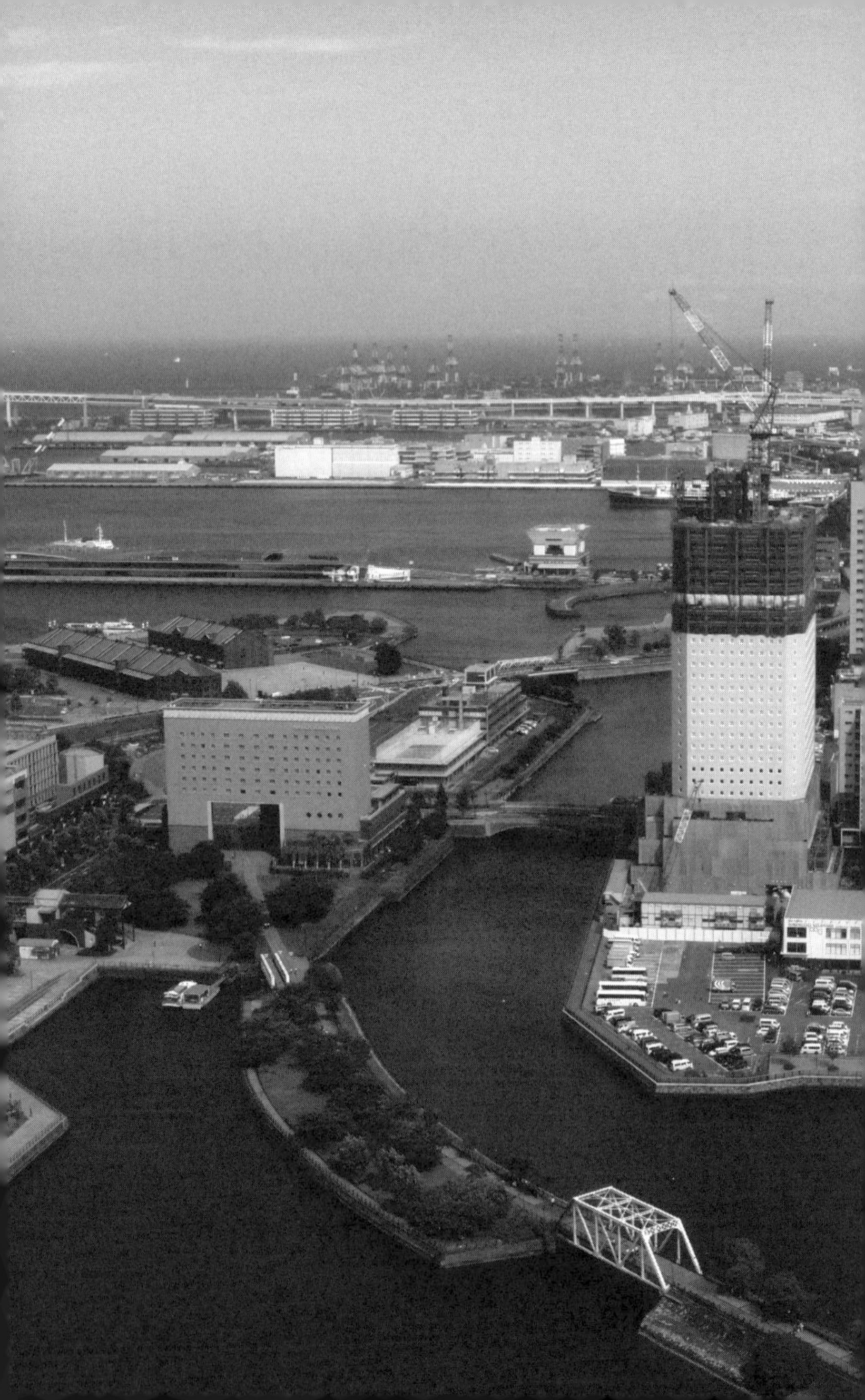

私たち日本の医療を研究する会は、医療業界への徹底した支援と、患者さんへの最適な医療環境の提供を目指しています。「医療業界において、評論家ではなく、実務での徹底したサポートを」の考えのもと、現実的におきる問題に耳をかたむけ、解決していけるよう、医療業界のみならず、各業界の専門家と協力して、日本の医療とその関係者をどのようにサポートしていくべきかを日々議論し、実行しています。医療関係者の役に立つことは、病気に苦しむ方々の役にたつことでもあると信じ、日々取り組んでいます。

ここからは、医療業界にどのような支援をしているか、また最初に立ち上げたクリニックの開業までの道のりといったところを、当時ご協力いただいた横濱コーポレーション株式会社代表取締役の菅沼勇基氏にお話を伺います。

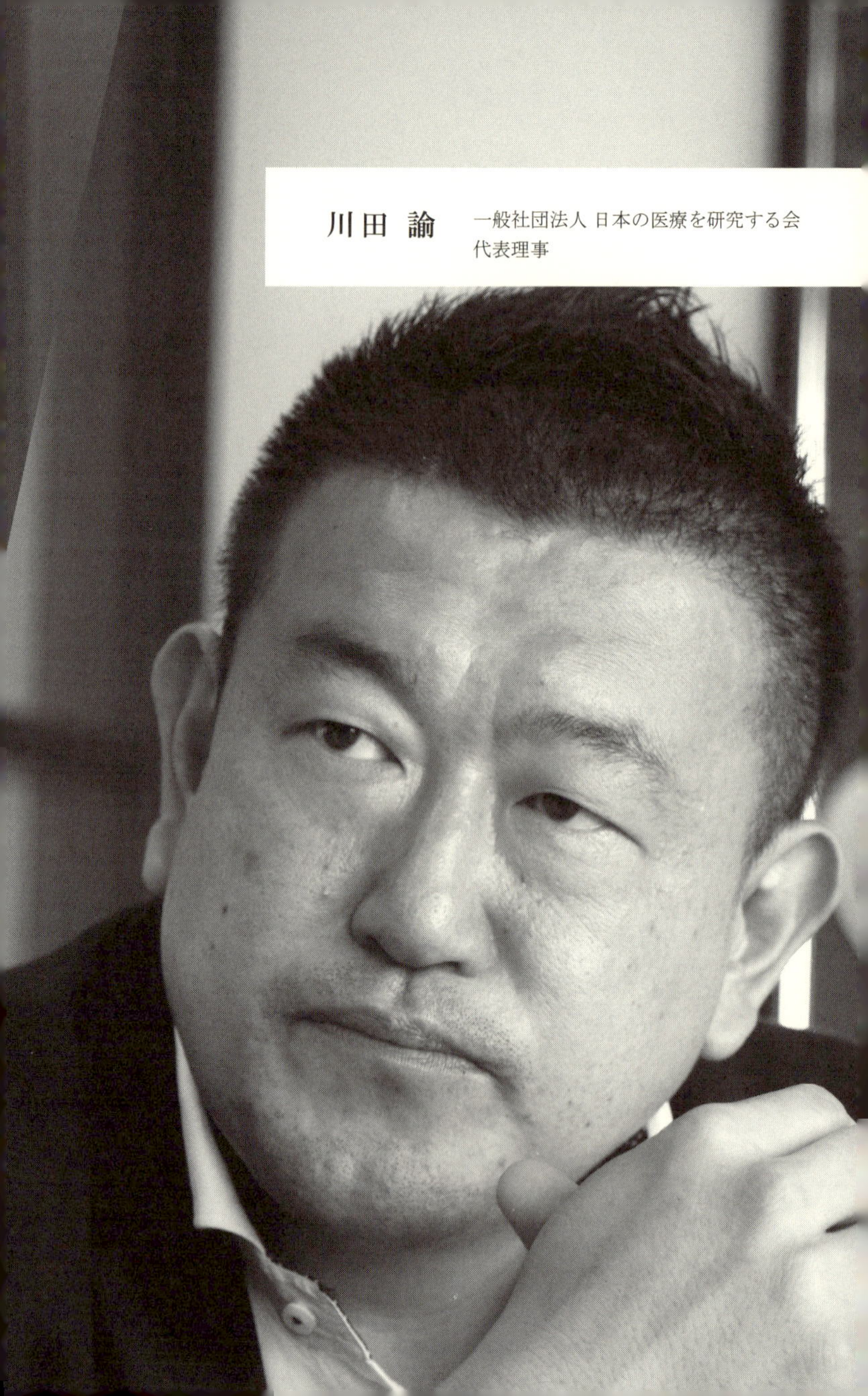

川田 諭　一般社団法人 日本の医療を研究する会
代表理事

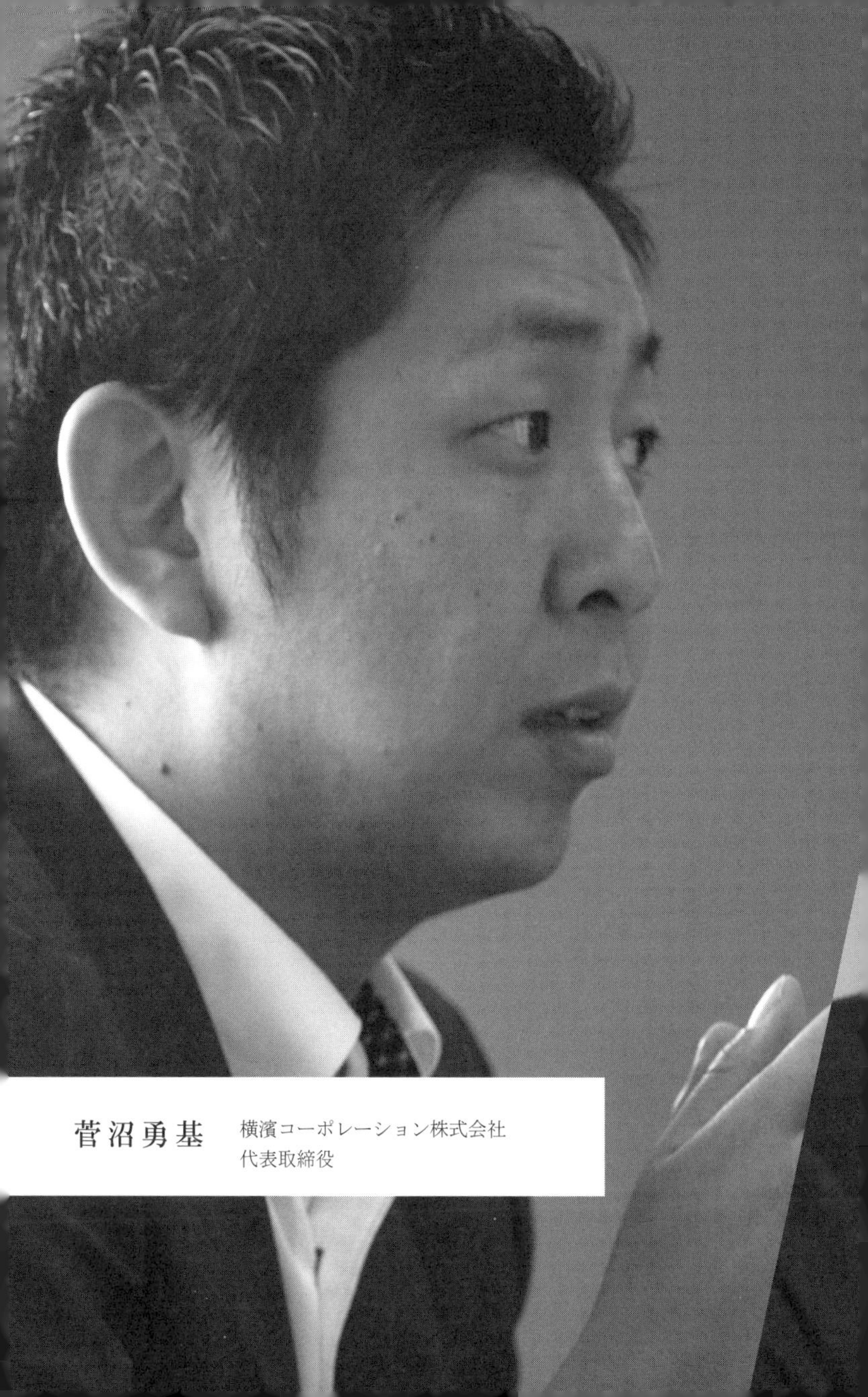

菅沼勇基　横濱コーポレーション株式会社
代表取締役

川田　私が、心臓外科医のスペシャリストである南淵明宏医師とチームを招き、心臓病専門の「新横浜ハートクリニック」を開業支援したのは、2017年8月でした。実は、このプロジェクトが実を結んだのは、今回の対談相手の菅沼社長のお陰によるところが大きいのです。このクリニックは、東海道新幹線や横浜線が乗り入れる新横浜駅直結のビルのテナントを借りていますが、このビルでなければ、このプロジェクトは動き出さなかったと断言できます。そして、この物件を紹介してくれたのが、菅沼社長でした。

菅沼　川田さんは、日本の医療制度の問題点を解決したい気持ちから、このクリニックを作ろうとしていました。良医の招聘をはじめ、患者さんが「このクリニックならば安心できる」と感じる環境を作ることに腐心してきた。そのことに共鳴したんです。

川田　第1章で詳しく触れましたが、今、日本の医療制度は大きな問題に直面しています。その大きな要因は、患者さんの多くが大学病院での診断を望み、それによって、大学病院は、患者さんを診ることだけに時間を追われていることが挙げられます。なぜ、大学病院での診断を望むのかといえば、単に「おおきいから」「有名な先生がいるから」「しっかりしてそうだから」　それによって、大学病院の役割である「臨床」「研究」「教育」の3つがうまくまわらなくなっているのではないか？と。これでは日本の医療は疲弊していくだけです。そこで私は、機能的に患者さんがどこにかかったらいいのか？と考えて、そういったクリニックを作るビジョンが浮かんだんです。

――菅沼社長は、収益用不動産の売買・仲介・賃貸管理を行う「横濱コーポレーション」の代表を務めていますが、どのような経緯で、このビルに関わるようになったのでしょうか？

菅沼　かなり偶然性が高いのですが、2014年頃、まだ仕事も多くなかった時期でもあり、いろいろな税理士さんに「こういう物件あれば、買い取ります」と書いたファックスDMを定期的に送っていたんです。そうしたら東京税理士会の理事長が返事をくださって、それが、新横浜駅直結のビルの2つ横にある土地だったんです。それでオーナーさんを紹介してもらったのですが、すごく仲良くしていただいたんです。理事長を含めて、いろいろ付き合いを深めていくなかで、そのオーナーが、新横浜駅直結のビルの所有者でもあることを知ったんですよ。

川田　本当に偶然だったんですね。

菅沼　そうなんですよ。そのオーナーは「自分は高齢だから、あのビルを後継者に託したいんだよね」と、こぼしていて、「あんただったら売ってもいい。お金はないんだろうから、買える範囲内でいいよ」と言ってくださったんです。

川田　ちょうど同じ時期、自分の中で、さきほど述べたクリニックのビジョンが浮かび始めていたんです。そんなときに知人から新横浜駅直結のビルのテナントを募集していることを聞き、すぐに南淵先生に相談したんですよ。そうしたら、そのビルの存在を知っていて、「あのビルだったら、横浜方面はもちろん、遠方の患者さんも来やすい」と、すごく前向きになってくれた。それでその知人を通して、菅沼社長を紹介してもらったんです。

菅沼　あのビルは、新幹線の開業時からある建物で、当時は、シンボル的な存在だったそうです。実はぼくは、このビルに、クリニックが入ることは、まったく想定していませんでした。だから川田さんから「クリニックをやりたい」と言われたときは、正直びっくりしました。しかしすぐに、これは素晴らしいアイデアだと思ったんです。

川田　菅沼社長は、高校時代、医師を目指していたんですよね？

菅沼　そうなんです。高校2年生のとき、横浜市緑区に住む祖母が急に倒れて、搬送先の病院で亡くなってしまったんです。当直の医師が診たのですが、大きな病院で、腕のある医師が診れば、助けることのできた命だったのではないか？　それで自分が医師になって、一人でも多くの患者を救おうと思ったんです。でも途中で挫折してしまいました。でも、医療に関わる仕事に就きたい気持ちは強く、「だったら自分は経営者になって、いつか病院を経営しよう」というのが、ひとつの目標になりました。

だからこそ、川田さんからビジョンを聞いたとき、素晴らしいアイデアだと思ったんです。こういうクリニックが横浜にあれば、祖母も助かっていたんじゃないかと思いましたし。

——横浜のアクセスのよい場所で、クリニックを運営すれば、その地域の患者さんを救うことができると思ったんですね。

菅沼　そうです。横浜というと「大きな都市」という人もいるのですが、実際は、地方都市のひとつで、立派なクリニックは本当に少ないんです。このビルは、新横浜駅に直結していて、横浜線が乗り入れていますし、地下鉄もあるので、横浜エリアの住民もアクセスしやすい。それに新幹線のターミナル駅ですから、小田原や熱海、三島といった地域の患者さんも、こだま号に乗れば、すぐ来ることができます。多くの患者さんが来やすい立地なんです。

さらにもうひとつ、名医と呼ばれる医師たちが時間をかけずに来れるという点も大きいと思いました。新幹線で品川駅から10分、東京駅から15分で、新横浜駅に着きますから、山手線で品川駅から新宿駅に行く時間とあまり変わらないんです。だから忙しい名医でも負担にはならない。それによって、名医の間で「新横浜ハートクリニックはいい」という評判が立てば、口コミなどによって、いろいろな名医が川田さんのビジョンに賛同するんじゃないかなと。

川田　新横浜駅直結というのは、本当に大きなキーワードなんですよ。もし徒歩5分のところだったら、南淵先生も乗り気にならなかったと思いますし、その後の発展性も望めないと、私は思っています。

菅沼　実は、商人の感性でいうと、あのビルは立地がベストなので、クリニックに貸すよりも、ほかの商業施設に貸したほうが、家賃は高く設定できるんです。でも、川田さんの思いもすごく伝わってきましたし、そのことを、前のオーナーさんに話すと「このビルを

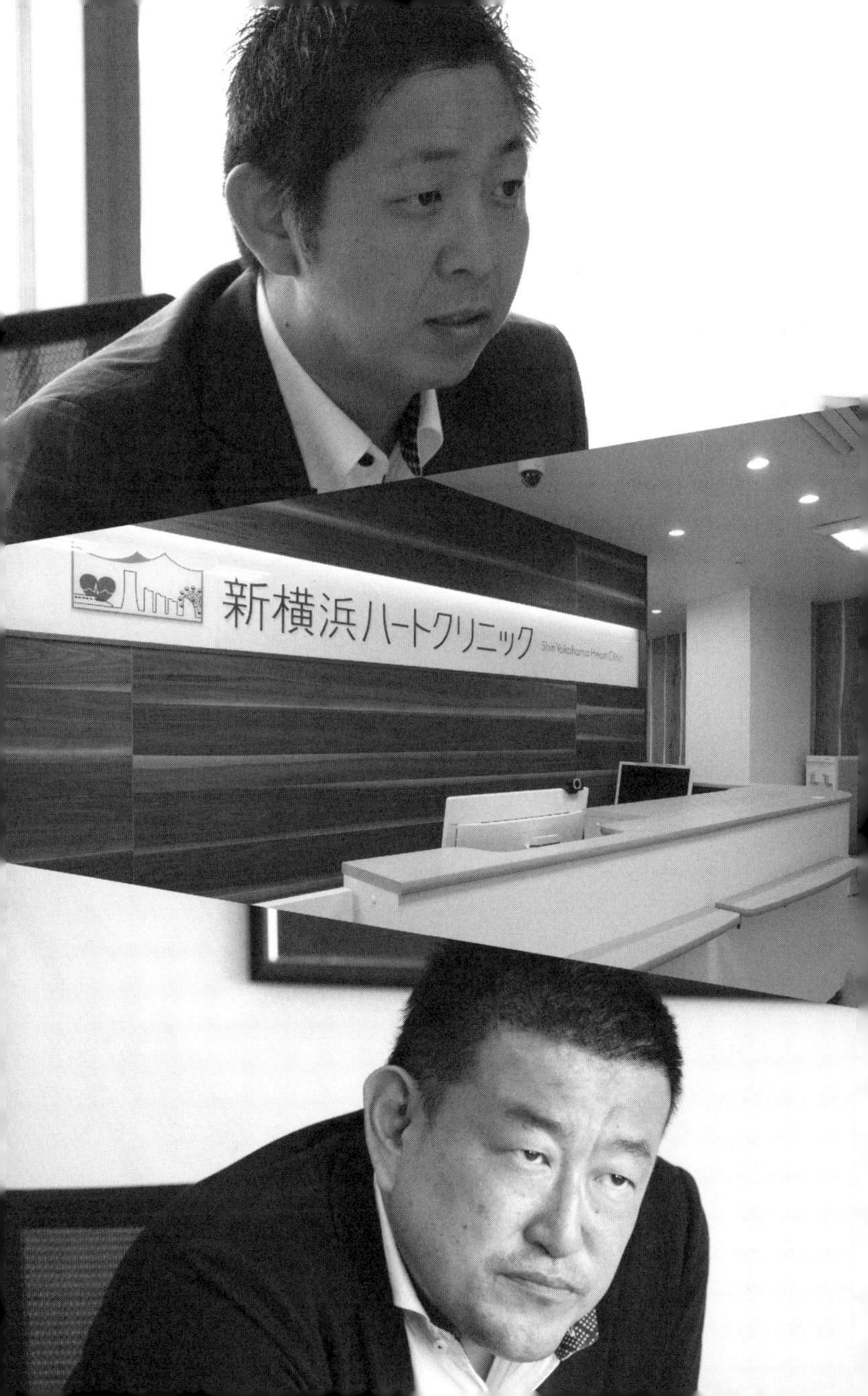
新横浜ハートクリニック

そんな社会貢献のために使ってもらえるなんて、それほど嬉しいことはない」と言ってくださった。その言葉も、大きな後ろ盾になりました。そのオーナーさんは、残念ながら契約の前日に亡くなってしまうのですが、今でも、その言葉は僕の心の中にあります。

川田　新横浜ハートクリニックは「医師を守っていく」という観点からも、重要な存在だと思っているんです。患者さんは、心臓病のクリニックですから、疾患も絞られています。医師と患者のマッチングが、すでに行われているわけです。専門疾患を専門の医師に見てもらう。これは患者を守ることもさることながら、医師の専門にマッチさせているので、医師も守られる。しかも、大学病院や総合病院の先生が直接来てくれるので、さらに安心。何かあれば、その先生方が、治療してくれる。これは非常に合理的ですよね。

さきほど、新横浜ハートクリニックは「医師を守っていく」という観点もあると話しましたが、もっと違う角度からも、守っていく必要があると、私は感じているんです。それには菅沼さんの会社で行っている不動産に関わるスキルが必要不可欠でした。

菅沼　医師の中には、不動産会社の言いなりになって、不動産経営に乗り出し、大きな失敗をしている方が少なくないんです。

川田　皆さんが想像する以上に、失敗の憂き目にあっている医師が多いんですよね。

菅沼　そうなんですよ。なぜかというと、ただ売上げアップを目指して、利益が出そうもない物件を、平気で販売する不動産会社が存在するからなんです。「え？　そんな会社あるの？」と思うかもしれませんが、本当に多いんです。

川田　医師の多くは、自分自身が小さい頃から大切に育てられてきたため、自分の身内に対して、かなり深い愛情を持っているものなんです。それだけに、自分に何かあったときのことを考えて、早い段階から資産形成をして、家族に残そうとする人が多い。その純粋な気持ちに付け込んで、不良債権のような建物を売りつける不動産会社が存在するわけです。そんな魔の手から医師を守りたいと思ったんです。

その点、菅沼社長は、自分で選定した不動産のみを扱い、これまで多くのファンを作ってきた不動産業界のスペシャリストです。そんな彼が、新しい医療法人に参画することで、医師にとっては、働き場を増やすだけではなく、資産形成の指南もしてもらえることになります。そうすれば医療法人としての付加価値は高まり、より多くの良医を呼べるようになると思ったんです。

菅沼　今の医師の現状は、ただがむしゃらに働き続けている――それに尽きると思うんです。それでは、例えば「新しい研究を行いたい」という気持ちがあっても、余裕は一切ありませんから、実現は不可能です。でも、不動産で収益を稼いでくれる〝仕組み〟があれば、そこに気持ちやお金の余裕が生まれ、いろいろな挑戦ができるようになります。後輩を育てることに目が向くかもしれません。

川田　日本の医療制度の危機を救うのは、こうした違った角度からも必要だと、私は思うんです。ひどい物件を買わされて、精神的に参ってしまっている医師もいるんですから、実際に。

菅沼　もうひとつ、節税という面でも、不動産経営は大きな役割を担っています。給与所得では、節税はほぼできませんが、不動産所得があれば、建物の価格を減価償却することで、帳簿上、赤字にすることができます。給与所得と不動産所得は合算できるので、結果として、全体の所得を抑えることができ、節税ができるんです。

――菅沼社長の会社は、横浜の象徴といえるランドマークタワーにあります。新横浜駅直結のビルの管理はもちろん、不動産の売買・仲介・賃貸管理も横浜を軸に行っています。

こうしてみると、横浜に対する並々ならぬ思いも感じられます。

菅沼　僕の実家は、横浜市緑区にあって、現在は、両親が梨農家を営んでいます。でも、実家のあるエリアは、本当に廃れてしまっています。いま横浜は、みなとみらい地区だけに人が集まっていて、ほかのエリアには血が流れていないんですよ。僕が目指しているのは、みなとみらい地区だけではなく、横浜全体を活性化することなんです。そうすれば、住民は幸せになりますし、私のビジネスでいえば、不動産の価値も上がります。

川田　確かに、新横浜クリニックのある新横浜駅西口は、すぐに畑が広がっていて、盛り上がっているとは言えないですよね。

菅沼　そうなんです。でも、僕が大きな可能性を秘めていると感じているのが、その新横浜エリアなんです。数年後には、新横浜エリアの最寄りである第三京浜道路の「港北ＩＣ」と東名高速道路の「横浜青葉ＩＣ」を結ぶ高速道路「横浜環状北西線」が開通しますし、東急東横線も、新横浜駅に乗り入れを開始します。

川田　そうしてみると、新横浜エリアの利便性は、本当に高まりますね。

菅沼　だからこそ、魅力ある街づくりをしていき、人が集まる場所にしていかないといけません。ショッピングセンターはもちろんですが、僕が必要不可欠な存在だと思っているのが、ほかならぬ病院なんです。実は僕、22歳のときに書いたノートに「40歳で病院を運営する」と明確に書いてあるんですよ。

川田　へぇ。それはすごいですね。

菅沼　今、新横浜ハートクリニックを含めた周囲一帯を、行政と一緒に再開発する方向で動いています。僕の中では35階建てのビルを建て、そこに新横浜ハートクリニックに入ってもらって、さらに自分の夢である総合病院を、名医を集めて運営することも、ひとつの目標として動き始めています。

川田　新横浜ハートクリニックは、ベッドがないので入院はできません。それだけに診断から治療までトータルでできる病院を作る方向で、今、動いています。だからこそ、新しい医療法人を立ち上げた側面もあります。菅沼社長のプロジェクトともうまく連動して、横浜エリアの発展を、病院経営という立場からバックアップしていきたいと思いますね。

菅沼　僕のスローガンは「四方良し」なんです。普通は「売り手良し」「買い手良し」「世間良し」の三つの「良し」が、よい商売の基本とされていますが、僕は「将来良し」の「良し」も含めて、事業を捉えています。今後も「四方良し」の精神で、患者に喜ばれる病院のある街づくりをはじめ、いろいろなことに挑戦していきたいと思います。

あとがき

日本の公的医療保険制度は、世界保健機関（WHO）から世界最高の評価を受け、世界的にもトップレベルの位置にいます。「国民皆保険」が導入されており、国民全員を公的医療保険で保障しているからです。

保険証を提示すれば、医療費の負担金額は1〜3割で済みますし、医療費が1か月で一定の額を超えた場合、その超えた分を支給する「高額療養費制度」もあります。

これほどまでに手厚い保護を受けられるのは、世界的にみて珍しいことです。例えばアメリカでは、公的医療保険制度はなく、民間の医療保険に入っていないと、十分な治療を受けることができません。実に国民の6人に1人が無保険者なのです。

日本の医療制度の最大の特徴は、この「国民皆保険」にあるといって間違いありません。これは、医師の真摯で地道な努力によって支えられています。

そして、日本の医療制度には「フリーアクセス」という特徴もあります。国民が自由に医療機関を選べる仕組みです。そのため、多くの患者さんは、ブランド志向が強いのか、大きな病院に向かいます。その結果、いわゆる人気のある病院は患者であふれ、なかなか的確な治療が受けにくい状況になっています。

「国民皆保険」という素晴らしい仕組みが整っているのに、こうした状況に陥ることは、あまりに不幸なことだと、私は思います。

これらを解消すべく、ここで重要になるのが「かかりつけ医」の存在だと、私は確信しています。今現在も、素晴らしいかかりつけ医はいます。その一方で、患者から信用されておらず、信頼関係も気づけないかかりつけ医も存在することを知っています。大きな病院に行ってしまう理由はここにもあるかもしれません。

今後、求められているのは、患者の不安を解消する的確なアドバイスができ、もし自分で判断がつかない場合は、決して知ったかぶりをせず、次にどんな医師に引き渡せばよいのか――その良医との人脈を持っている、信頼できるかかりつけ医です。

そんなかかりつけ医との出会いの場を提供し、かかりつけ医に気軽に相談できる環境を整えるのが「一般社団法人日本の医療を研究する会」の使命です。その舞台となるのは「慶心クリニック」(新宿区左門町)や新横浜ハートクリニック(横浜市港北区)といった、かかりつけ医の存在です。慶心クリニックは、2018年9月に開業し、院長の牧野加織医師は、地域のかかりつけ医としてのスタートを切ったばかりです。

地域のかかりつけ医として認められるように、私たち「日本の医療を研究する会」は支援を惜しみませんし、患者さんへの最適な医療情報を提供し続けていきたいと思います。

2018年11月吉日

一般社団法人日本の医療を研究する会

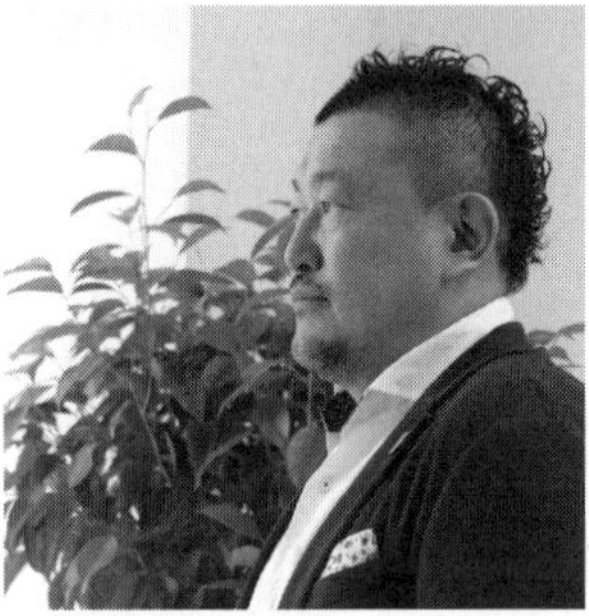

代表理事　川田 諭

一般社団法人
日本の医療を研究する会

神奈川県出身。立命館大学卒業後、専門商社で4年企業法務を経験し、その後、武田薬品工業株式会社で10年勤務。日本が誇る名医とのコネクションを組織化、医師ではない医療専門家の視点から、患者さんを迷わせない医療、医療従事者への最適な医療環境提供のために、「日本の医療を研究する会」を立ち上げ独立。

良医《りょうい》が語《かた》る医療現場《いりょうげんば》のいま

発 行 日 2018年12月3日

著　　者 一般社団法人日本の医療を研究する会　代表理事 川田 諭（かわだ さとる）

編集協力 永峰英太郎

撮　　影 仁田慎吾（有限会社 仁田デザイン事務所）／池田享史（design service 株式会社）

発 行 者 足立欣也
発 行 所 株式会社求龍堂
〒102-0094
東京都千代田区紀尾井町3-23文藝春秋新館1階
TEL 03-3239-3381（営業）
03-3239-3382（編集）
http://www.kyuryudo.co.jp

印刷・製本 東京リスマチック株式会社
デザイン 池田享史・高尾元樹（design service 株式会社）
D T P 株式会社インフォルム
編　　集 深谷路子（求龍堂）

©2018 一般社団法人日本の医療を研究する会
Printed in Japan
ISBN978-4-7630-1812-0 C0047
本書掲載の記事・写真等の無断複写・複製・転載ならびに情報システム等への入力を禁じます。
落丁・乱丁はお手数ですが小社までお送りください。送料は小社負担でお取り替え致します。